自分のことが見えてくる、人間関係がスムーズになる！

ニールズヤード式
フラワーエッセンスLesson

監修
ホリスティックスクール ニールズヤード レメディーズ

NEAL'S YARD REMEDIES
FLOWER ESSENCES
LESSON

KAWADE SHOBO SHINSHA, Publishers

はじめに…

　私が1980年代に日本に住み始めて驚いたのは、日本が故郷のように思えたことです。きっとイギリスと日本との間には多くの共通点があるからでしょう。ともに誇り高き島国であり、近隣の大陸諸国とは少々性格を異にしているところ、相手を頭ではなく心で理解しようとするところ、ユーモアのセンスが似ているところ、そして長い歴史を有し、自然をこよなく愛しているところです。

　私は、ニールズヤード レメディーズとともに歩んできたこの20年間、日本の皆さんに、ナチュラルヘルスケアの根本的な考え方を理解していただけるよう努めてきました。その第一歩が、自分自身を大切にし、自分の健康には自分で責任を持つということです。これは単に、安全でナチュラルな化粧品を使い、良質の食事を摂るといった、健康的なライフスタイルの選択だけではありません。なぜ病気になるのかを理解しようとすることでもあるのです。

　ニールズヤード レメディーズとともに活動し、日本にショップやスクールを展開するようになって数年経ったころ、私はジュリアン・バーナード氏、そしてバッチ フラワーエッセンスを作っている彼の会社、ヒーリングハーブス社に出会いました。以前からジュリアンが、20世紀前半にイギリスを活動の拠点としていたバッチ博士の教えや哲学に忠実に、細心の注意を払ってフラワーエッセンスを作っていることは知っていました。そして私は、多くの時間をジュリアンとの話し合いに費やし、週末には彼のトレーニングクラスに通ったりもしました。

　その後私たちは、日本のニールズヤード レメディーズのスタッフをはじめ、ニールズヤード レメディーズに関心をよせてくださる皆様に、バッチ博士の健康や病気の原因に対する、感動的かつ革新的な考え方や発見を理解してもらおうと取り組んできたのです。

　私はやがて、このバッチ博士の考え方に深く興味を持つようになり、日本向けだけでなく、イギリス、ブラジル、台湾のヒーリングハーブス利用者に活用してもらえるトレーニングコースを開発することを決心しました。

　そして2年を費やして、バッチ博士の足跡を学び、博士がレメディの植物を見つけた場所も訪ねて回りました。博士の発見には非常に感銘を受けましたが、私が心から深く理解できるようになったのは、自分で植物を探し、写真を撮り始めてからです。38種のエッセンスに使われた植物の一番分かりやすい姿を追い求めて、イギリス中を探し回りました。本当にこの2年間は夢中でした。

　植物そのものにこだわるようになった結果、私は、植物をより細かに観察することで、人間の感情を理解する全く新たな方法を見いだしました。それを教師養成課程で学んだ児童教育学、心理学への関心や知識とともに一つにまとめあげたのです。そしてこの集大成は、感情と自然の植物につながりを求め、健康と病気を理解しようとしたバッチ博士の考え方に、完ぺきに呼応していました。

　この本を手に取っていただいた皆さん、フラワーエッセンスに興味を持ち、植物やバッチ博士の哲学について学ぶことを楽しんでいる、世界中の人々の輪にどうぞ加わってください。フラワーエッセンスに関わったことで私の人生は大きく変わりました。そして私のもとには、フラワーエッセンスを学ぶことで深く影響を受けた人々から、たくさんの声が届いています。

ホリスティックスクール ニールズヤード レメディーズ
フラワーエッセンス・コース 元ディレクター

レイチェル・カーター

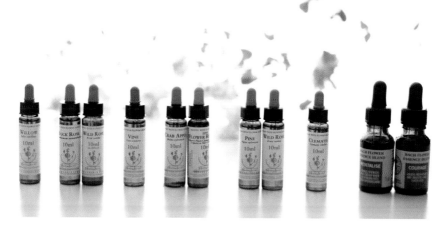

I came to live in Japan in the 1980s and was surprised to find it felt like home. I found there were lots of similarities between England and Japan. We are both proud islands. We both feel we are a little bit special and different from our bigger neighbours. We understand each other through our hearts not our minds. We have a similar sense of humor, we have long histories and we love nature.

I worked together with NEALS YARD REMEDIES for 20 years, helping our Japanese customers understand the philosophy behind natural health care by looking after yourself. The first step is taking responsibility for your own health. This means not only choosing a health life style, using safe, organic and natural cosmetic and eating good food. It also means trying to understand what causes ill health.

After several years working together and helping NYR Japan open shops and school, I came across Julian Barnard and his company Healing Herbs who make Bach Flower Remedies. We Knew Julian made his remedies with special care, following the instructions and philosophy of Dr Bach who lived and worked in England in the first half of the 20th century. I spent a lot of time talking to Julian and went to his training weekends. We needed to try to help our staff and customers in Japan understand Dr Bach`s inspirational and revolutionary ideas and discoveries about health and the causes of illness.

I became more and more interested in these ideas and decided to develop a training course with Healing Herbs for Japan and then for other Healing Herbs users in England, Brazil and Taiwan. I spent two years studying the work of Dr Bach, and visiting places he found the remedy plants. I was very impressed with Dr Bach`s ideas, but I only really understood deeply when I started to look for the plants myself and photograph them. I really went a little crazy for two years, searching all over England for good examples of all the 38 remedy plants. I became obsessed with these plants, and found a completely new way of understanding our emotions through observing the plants in detail. I was able to bring together my past experiences learning about child development when I trained as a teacher and my interest and knowledge of psychology. I found these ideas fitted perfectly with Dr Bach`s way of understanding health and illness through the emotions and making a link with wild plants.

I hope you too will find these ideas interesting and perhaps join the many students around the world who have enjoyed learning about the plants and Dr Bach's philosophy. My life was transformed by this experience and many students have contacted me to tell my how profoundly they have been affected by learning about Dr Bach and his discoveries.

Rachel Carr

CONTENTS

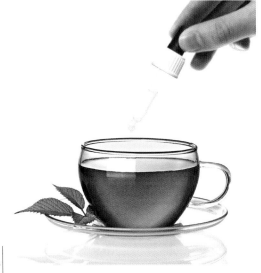

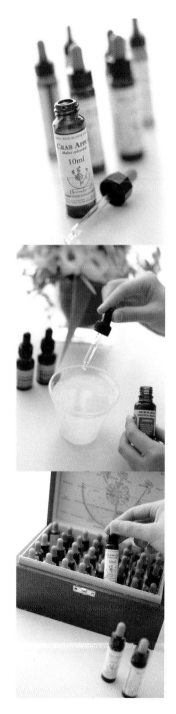

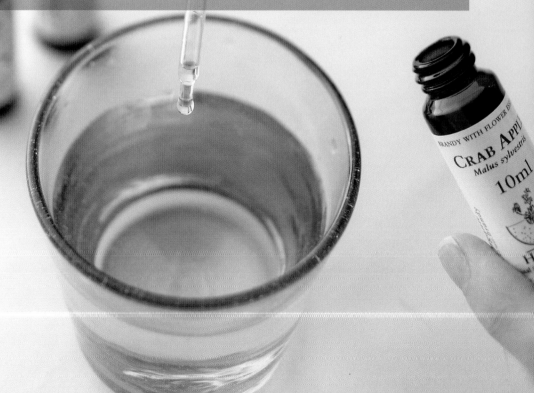

Chapter 1.
FLOWER ESSENCE
BASIC LESSON

フラワーエッセンス ベーシック レッスン

フラワーエッセンスは、植物のエネルギーを水に移し、それを使って心をより良い状態に導く自然療法のひとつです。1930年代にイギリス人医師のエドワード・バッチ博士によって確立されたこの療法は、今や世界中の人に利用されています。フラワーエッセンスとは何なのか、どうして私達の心に作用するのか、なぜバッチ博士は必要としたのか、その基本を学びましょう。

LESSON 1.

フラワーエッセンスとは？

植物のエネルギーを使って私達の気持ちに働きかけ、
心をより良いバランスに保つフラワーエッセンス。
植物のエネルギーを知ることは、植物を観察することから始まります。
なぜなら、植物を通して私達はさまざまなことを学び、気づくことができるからです。

植物のエネルギーを利用して
心に働きかけます

フラワーエッセンスは、自然の中に生育する植物の
エネルギーを、人間のマイナスの感情に作用させて
バランスをとるもの。アロマセラピーやメディシナルハ
ーブが「植物の成分」を利用して心身に働きかける
のに対し、フラワーエッセンスは「植物のエネルギー
（生きる力、気）」を利用する点が大きく異なります。

植物が人の心に何かしらの影響を与えることは、

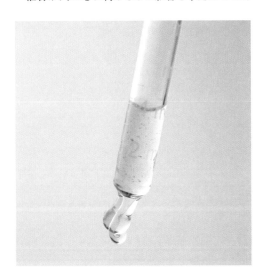

誰でも無意識のうちに知っています。美しく咲いた花
畑を見て、不快な気分になる人はいませんし、部屋
に飾った花を見て癒されたり、庭で育てている植物
の成長を見て、うれしくなった経験がきっとあるはず
です。また、誕生日や記念日に花を贈って、感謝の
気持ちや愛情を伝える、これも植物が人に与えるエ
ネルギーと言えるでしょう。

ホリスティックな自然治療のひとつです

フラワーエッセンスは、1930年代にイギリス人の医
師、エドワード・バッチ博士によって確立されました。
バッチ博士は医師として、またホメオパス（ホメオパシー
の治療士）として長年にわたって活躍してきた人物。
その長い経験の中で、人が病気になる根本的な原
因は、心の不調であると考えます。その不調を癒す
方法として確立したのが、フラワーエッセンスです。

フラワーエッセンスも、心身の不調を「ある一面だ
けを考えるのではなく、全体から考える」というホリス
ティックな観点から生まれた自然療法のひとつ。フラ
ワーエッセンスは心の状態に働きかけるものですか
ら、直接体に作用して病気を治すわけではありませ
ん。しかし、心の乱れを解消することで、心身の不
調や不安から開放され、幸福な状態を取り戻すこと
ができると考えられています。

陽の当たった朝露を飲んで、癒しの効果を発見

バッチ博士は、ある朝散歩の途中、植物の花びらについた朝露を見て、フラワーエッセンスのヒントを得たと言われています。バッチ博士は日なたの植物についた朝露と、日陰の植物についた朝露を集めて、飲み比べてみました。すると、日なたの植物についた朝露のほうに、自分が求めていた癒しの効果があることに気づきます。これが、バッチ博士がフラワーエッセンスを作るきっかけとなりました。

その後、清水を入れたガラスの器に花を浮かべ、太陽光を当てることで、花のエネルギーが水に移り、朝露と同じような効果があることを発見します。これがフラワーエッセンスです。フラワーエッセンスには、エッセンシャルオイルやハーブのように、植物の化学成分は含まれてはいません。しかし、成分としては計ることのできない、花のエネルギーが詰まっているのです。

植物を観察することで、その特性や力を理解します

バッチ博士は、生涯で38種類のフラワーエッセンスを発見します。では、どのようにして、それぞれの植物の持つエネルギーを理解していったのでしょうか。そのひとつは、フラワーエッセンスの原料となる植物の、環境を含めた全体を「観察すること」でした。植物の形状、色、生育場所、繁殖方法などをくわしく観察し、研究することで、それらの植物が持つ癒しの力、そしてその癒しの力を必要とする人間の状態を理解したのです。

例えば、インパチェンスを例に見てみましょう。インパチェンスは短気で怒りっぽい状態に用いられるエッセンス。インパチェンスの茎の赤い筋は、怒った人の浮き出た血管に似ていますし、ちょっとした刺激でポン！とはじける種によって、あたり一面を覆いつくす

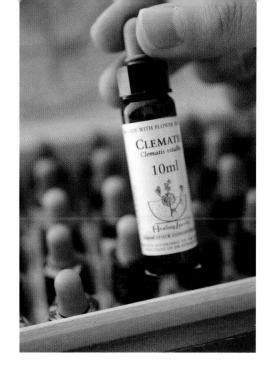

繁殖の様子は、短気な人がイライラして不快なムードをまわりに広げる様子に似ています。

このように、植物を観察して知ることは、そのエッセンスの特徴を知ることであり、さらに必要とする人間の状態を知ることになるのです。

植物を通して、自然との関わりや人間関係を学びます

フラワーエッセンスは心を癒し、崩れた心のバランスを整えることで、さらに健康で、より豊かな日々を過ごすためのサポートとなることでしょう。しかし、フラワーエッセンスの作用はそれだけではありません。フラワーエッセンスの原料となる植物を観察し、性質を知ることで、自分と自然との関わり方にも目を向けるようになります。そして、あらゆる植物の個性を知ることで、自分自身を認め、自分とは違う他人を受け入れることを学ぶでしょう。フラワーエッセンスは、植物を通して私達にさまざまなことに「気づく」力を与えてくれるのです。

LESSON 2.　　　History and philosophy of Dr.Edward Bach

バッチ博士の生涯とその哲学

フラワーエッセンスは1930年代にイギリス人医師のエドワード・バッチ博士によって
確立されました。優秀な医師であり、ホメオパスでもあったバッチ博士は、
なぜフラワーエッセンスを必要としたのでしょうか。
その生涯を追いながら彼の哲学を学びましょう。

自然を愛しながら
幼少時代を過ごし、医師の道へ

　エドワード・バッチ博士（1886-1936）は、イギリス中部バーミンガム市郊外のモーズルという町に生まれました。幼い頃から植物と新鮮な空気が大好きな、意志の強い青年だったそうです。この地方は、妖精伝説や多くの民話や神話で知られるケルトの文化が残っているという点も、その後のバッチ博士の生涯とは無関係ではないかもしれません。

　バッチ博士は医師になることを小さな頃から夢見ていましたが、16歳で学校を卒業したあとは、父親の営む鍛冶屋で働くことになります。しかし、どうしても医師になることをあきらめきれず、20歳のときに医大に入学し、ロンドンで医師としての勉強を始めます。

外科医と内科医を経験、
大病を患うも研究に没頭し回復

　そして1913年、バッチ博士は救急救命病棟の外科医として働き始めます。しかし、あまりの激務からか健康を害して倒れてしまいます。その後は内科医として開業し、細菌学者として研究活動を行います。

　ところがその後、またも病に倒れ、なんと「余命3ヵ月」と宣告されてしまいます。そのとき、バッチ博士は「私には、まだやらなければならないことがある」と思い、以前にも増して自分の研究に対して情熱を注ぎます。すると、その意志の強さからか、再び健康を回復していったのです。

ホメオパシーと出合い、
害のない療法への探求へ

　そのような心の在り方と病気の関係を、自分自身の経験を通じて感じたバッチ博士は、さらなる研究を続けるなか、ホメオパシーと出合います。ホメオパ

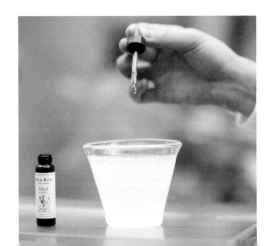

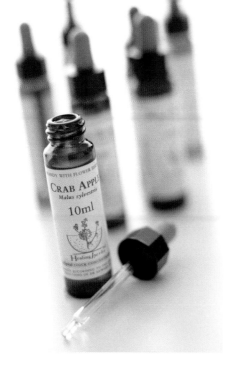

シーは「同種療法」と呼ばれる自然療法のひとつで、病気の部分だけに注目するのではなく、心も含む人全体を見て治療し、本来持っている自然治癒力を高めるというもの。このホメオパシーとの出合いがきっかけとなり、バッチ博士は患者の心を大切にした、害のない療法への発見へと近づき、ホメオパス（ホメオパシーの治療士）となります。

1920年には、長年の細菌学者としての研究の結果、腸内細菌をもとに作った「7大ノソード」と呼ばれる経口ワクチンを完成させ、一躍有名になります。しかしバッチ博士は、より人に優しく害のない療法を探すための研究を続け、野生の植物の中にその答えを見つけました。それがフラワーエッセンスです。

ウェールズに移り、38種のフラワーエッセンスを発見

1928年、ウェールズを旅した際、バッチ博士はフラワーエッセンスの最初の花となるインパチェンス、ミムラス、そしてクレマチスと出合います。非常に有能である反面、神経質でイライラしがちだったバッチ博士は、インパチェンスを見て、自分との共通点を感じたと伝えられています。

その後、ロンドンの医院をたたみ、ウェールズに移住したバッチ博士は、1930年に朝露のついた植物からフラワーエッセンスを発見します（9ページ参照）。さらに研究を続け、生涯に38種のフラワーエッセンスを発見します。そしてワイルドローズを発見した4ヵ月後、1936年に50歳で永眠しました。

本当の健康は心身のバランスが大切と実感

外科医、内科医として現代医療に従事し、細菌研究者という経験を経て、ホメオパスになり、最終的にフラワーエッセンスの発見に力を注いだバッチ博士。こうした経験や、自らも大病した体験から、本当の健康というのは、肉体的な症状を和らげるだけでなく、体と心と精神のバランスが大切だということを痛感します。その結果「害がなく、優しく、簡単に使えて分かりやすい」フラワーエッセンスの研究へと力を注いでいったのです。

「患者自身を癒す」ことが本当の意味の癒しと確信

心や感情のバランスが崩れ始めると、それがその人全体に影響して病気になるとバッチ博士は信じていました。本当の意味での癒しは、病気ではなく「患者自身を癒す」ことであると、確信したのです。

そして、研究を続けていくうちに、人生、健康、病気、仕事、人間関係への関わり方には個人差があり、いくつかのタイプに分けられる、という考えにたどり着きます。すべてのタイプにポジティブな面とネガティブな面があり、心のバランスを崩したときは、ネガティブな面が強く出て、行動や気持ちを左右します。この崩れたバランスを整え、ポジティブな面を出せるようにサポートするのが、フラワーエッセンスなのです。

LESSON 3.　　　　　　　　　　　　　　　How to make flower essence

フラワーエッセンスの作り方

バッチ博士は、フラワーエッセンスの情報を多くの人と共有したいと考え、
作り方を含め、すべてを公開しました。その手法は非常にシンプルなものですが、
植物が生育する自然、たっぷりの太陽の光、新鮮な湧き水といった、豊かな環境を必要とします。

Step 1

「太陽法」と「煮沸法」で植物のエネルギーを水に転写します。

太陽法

花を湧き水に浮かべ太陽光をあてる方法です。

花を使う20種のフラワーエッセンスが、
この方法で作られます。
晴れた日の朝9時前から作り始めます。

1. 花に手を触れず、葉や枝を使って花を摘み取ります。
2. 薄いガラスのボウルに、摘んだ花を入れます。
3. 新鮮な湧き水を静かに注ぎ、花が水に浮くようにします。
4. 約2〜4時間、太陽光をあてます。
5. 花の色があせて、水に気泡ができ始めたら、
　　枝などを使って、花を取り除きます。

煮沸法

枝ごと摘んだ花を湧き水で煮る方法です。

木に咲く小さな花などを使う
18種類が、この方法で作られます。

1. 枝ごと花を摘み取ります。
2. 摘み取った枝ごと、ホウロウ鍋に入れます。
3. 新鮮な湧き水を注ぎます。
4. 火にかけて20〜30分程度煮ます。
5. 枝と花を取り除きます。

Step 2

マザーエッセンス
（母液）を作ります。

Step1の方法で花のエネルギーを転写した水に、同量の保存用のブランデーを加えると、マザーエッセンスの完成です。

Step 3

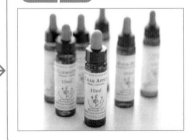

ストックボトルを
作ります。

マザーエッセンスを2滴、10mℓのブランデーに加えます。これをストックボトルと呼び、一般には、このストックボトルを購入します。

フラワーエッセンスの選び方

ここでは、フラワーエッセンスを選ぶための、いくつかの方法を紹介します。
選び方には決められたルールはありませんから、
この方法を参考に自由に行ってください。大切なのは自分の今の気持ちを観察してみること、
それが自分に合ったフラワーエッセンス選びの第一歩です。

Point! フラワーエッセンスは複数の種類を同時に取っても問題ありませんが、**6種類まで**を基準に考えましょう。どうしても絞れない場合は、
「目的を明確にする」力を引き出すワイルドオートを使うことをおすすめします。自分に合ったエッセンス選びをサポートしてくれるでしょう。

12-7-19選択法で選んでみましょう

38種類のフラワーエッセンスは、バッチ博士が発見した順に
3つのカテゴリーに分けられ、下記のような特徴があります。
「12-7-19選択法」はそれぞれのカテゴリーの中から、自分に合うものを選んでいく方法です。

●**12ヒーラーズ**（12 healers）
もともと持っている基本的な性格や気質に対応するエッセンスです

●**7ヘルパーズ**（7 helpers）
日々の生活の積み重ねによって慢性化した状態に使われるエッセンスです

●**セカンド19**（Second 19）
毎日の生活で起こる急な気持ちの変化、出来事を乗り切るためのエッセンスです

Chapter2のプロフィールを見て、それぞれのカテゴリーの中から自分に合うものを選ぶようにしましょう。すべてのカテゴリーからバランス良く1本ずつ選ぶ必要はありません。複数選んでもかまいませんし、最近起きた出来事がきっかけの気持ちの変化に対処したい場合は、セカンド19から1本選んでもかまいません。

タマネギをむくように12ヒーラーズに近づきましょう

　この12-7-19選択法は、タマネギに例えることができます。一番外側がセカンド19、その内側が7ヘルパーズ、そして芯に近い部分が12ヒーラーズです。人は年齢を重ねていろいろな経験をしていくと、**本来持っている性格が分からなくなる場合**があります。そんなときは、タマネギの皮をむくように、セカンド19で**毎日の生活で起こる感情**に対処し、次に7ヘルパーズで**慢性化した状態を癒し**、最後に12ヒーラーズで**本来持っている心をケアする**。12-7-19選択法は、このようにして心のバランスを取り戻すことができます。

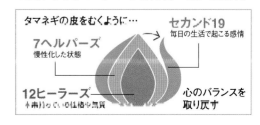

タマネギの皮をむくように…　　　　セカンド19
毎日の生活で起こる感情

7ヘルパーズ
慢性化した状態

12ヒーラーズ　　　　　　　心のバランスを
もともと持っている性格や気質　　取り戻す

Chapter 1
FLOWER ESSENCE
BASIC LESSON

フラワーエッセンスの選び方●7グループ選択法で選んでみましょう

フラワーエッセンスの選び方

7グループ選択法で選んでみましょう

　今抱えている心のトラブルに、手早く対応するための方法です。バッチ博士は38種類のエッセンスを全部発見したあと、これを人のネガティブな心理的傾向、否定的な感情別に7つのグループに分けました。今の心理状態に合っていると思われるグループの中から、必要なエッセンスを選びましょう。

　ここではネガティブな状態のみを記していますので、ポジティブな状態についてはChapter2で確認してください。

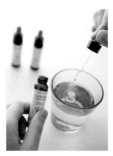

※○の数字はくわしくプロフィールを
　紹介しているページです。

Group 1

人間関係や職場での**不安を**感じるときに

セラトー	40	判断に自信がなく、客観的な判断ができない
スクレランサス	42	優柔不断で、自分で何を求めているのか分からない
ゲンチアナ	46	気落ちしやすい、疑い深く、信念が持てない
ゴース	52	絶望的な気分で完全にあきらめてしまう、自暴自棄になってしまう
ワイルドオート	64	人生の方向性、目的、願いが分からず、不満を感じる
ホーンビーム	78	一時的に疲労感や倦怠感を感じる、休んだあと、仕事をする気が起きない

Group 2

日常の恐れや突発的な**恐怖を**感じるときに

ミムラス	28	原因や理由がはっきり分かっている恐怖がある
ロックローズ	48	パニック状態、突然の出来事による恐怖がある
チェリープラム	68	感情が抑制できない、自暴自棄になっている
アスペン	72	漠然とした不安、説明できない恐怖を感じる
レッドチェストナット	92	周囲の人々のことを過度に心配してしまう

Group 3

現状に**興味がないと**感じるときに

クレマチス	30	非現実的、空想に逃避する、集中力に欠ける
オリーブ	62	心身共に疲労、消耗している、長期にわたって過度のストレスを感じている
チェストナットバッド	76	同じ過ちを繰り返す、学びを見落とす
ホワイトチェストナット	94	考えても仕方のないことばかり頭に浮かぶ
マスタード	98	説明できない落ち込みがあり、憂うつ感な気分になる
ハニーサックル	100	過去を美化して、その思い出に生きている
ワイルドローズ	104	無気力、無関心、人生に対してあきらめ気分になっている

フラワーエッセンスの選び方 ● 7グループ選択法で選んでみましょう

Group 4

あきらめや悲観、絶望感を感じるときに

オーク	54	無理な重荷を背負ってしまう、頑固に頑張る
エルム	70	一時的な自信の喪失、傷つきやすい
ラーチ	80	自信がなく、劣等感を感じる、失敗を予期する
スターオブベツレヘム	84	ショック時、過去の不幸が忘れられない
クラブアップル	88	自分に嫌悪感がある、小さなことにこだわる
ウィロウ	90	人生や社会に憤りを感じる、自分のことを哀れな犠牲者だと思う
パイン	96	自分を非難する、失敗を過剰に悩む
スイートチェストナット	102	努力や我慢の限界にきている、絶望のどん底にいる

Group 5

人の影響を受け過ぎていると感じるときに

アグリモニー	32	人に言えない心配がある、安易な環境を好む
セントーリー	38	意志が弱く、受け身、他人に支配されてしまう
ウォールナット	82	環境の変化についていけない、まわりの影響を受けやすい
ホリー	86	嫉妬、憎しみ、反感など否定的な感情がある

Group 6

他人のことを気にし過ぎていると感じるときに

チコリー	34	所有欲がありエゴイズム、愛に見返りを求める
ヴァーベイン	36	過度に集中する、興奮しやすい、理屈っぽい
ロックウォーター	58	自分に厳格、完ぺき主義、喜びを否定する
ヴァイン	60	威張っている、頑固、わがまま、支配的
ビーチ	74	批判的、心が狭い、高慢、人の欠点を批判する

Group 7

孤独、苛立ちを感じるときに

インパチェンス	26	短気で怒りっぽい、他人を急がせる
ウォーターバイオレット	44	人とうち解けられない、静かで引っ込み思案
ヘザー	56	孤独が耐えられない、おしゃべり

フラワーエッセンスの選び方

フラワーカードを見て直感で選んでみましょう

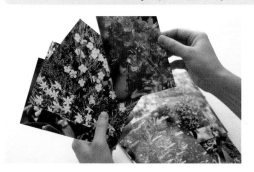

とくに心のトラブルや悩みを抱えていない場合、フラワーカードやこの本に記載している写真を見て、気になる花、好きな花を選び、そのエッセンスを使ってみましょう。

そのエッセンスを使ったあと、どんな変化が現れるのか観察したり、その植物と自分との共通点等を探ることで、フラワーエッセンスへの理解がさらに深まります。

なりたい自分をイメージして選んでみましょう

Chapter2のプロフィールにあるPositiveな状態を読んで、自分がなりたいと思う状態に近いエッセンスを使ってみましょう。植物の持つエネルギーが、あなたの内にあるポジティブな状態を引き出し、さらに良い状態へとあと押ししてくれるでしょう。

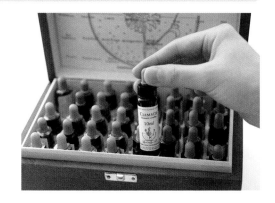

ここで紹介した以外にも、フラワーエッセンスの選び方にはさまざまな方法があります。欧米には、手をかざして選んだり、Oリングを用いて選ぶヒーラーもいます。自分に合った選択方法を見つけ、日常生活の中で役立ててください。

フラワーエッセンスを使ったときの反応は人それぞれです。まずは今の状態を受け入れ、心の変化を観察しましょう。

フラワーエッセンスを使ったときの反応は、ほかの自然療法を使ったときと同様、個人差があります。フラワーエッセンスを使用したら、すぐに変化が現われる場合もあれば、長い期間使い続けたあと「そう言えば、以前より気分が良くなった」と思い出す人もいるかもしれません。また、実際に使わなくても持っているだけで安心できる人、フラワーカードの写真を見るだけで気分が和む人、フラワーエッセンスを学ぶことで視野が広がり、人間関係が円滑になる人もいるでしょう。

大切なのは、今の自分の心の状態を見つめて受け入れ、フラワーエッセンスを使ったことでどのように感じ、どのように変化するかを観察すること。そうすることで、心のバランスのとれた、より良い状態に近づけることでしょう。

フラワーエッセンスのアイテム

フラワーエッセンスを日常生活に役立てたい、と考えたときに利用するアイテムを紹介します。
フラワーエッセンスとそれに関するアイテムは、世界各地であらゆるブランドから
販売されていますが、ここではイギリス、ヒーリングハーブス社の製品を紹介します。

※ヒーリングハーブス社は、1989年ジュリアン・バーナード氏によってイングランド南西部に設立されました。バーナード氏は、バッチ博士の理論と製法をそのまま現代に継承しています。

フラワーエッセンス

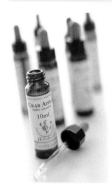

ヒーリングハーブス社では、バッチ博士が発見した38種のフラワーエッセンスを扱っており、1930年代にバッチ博士が用いた手法と同じ手法で、現在も大切に作られています。酒税法により、加塩ブランデーを使用しています。

※他のブランドではビネガー（酢）を使っているものもあります。

使い方

18ページを参考にしてください。

ファイブフラワーエッセンス

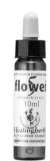

バッチ博士が発見した、緊急事態に役立つ5種類のフラワーエッセンスのコンビネーションです。インパチェンス、クレマチス、ロックローズ、チェリープラム、スターオブベツレヘムがブレンドされています。

使い方

気が動転したとき、パニック状態のとき、事故や事件に遭遇したとき、突然の悲報、大きなストレスに直面したとき、今すぐ助けが必要なときなど、あらゆる緊急事態の場面に使用できます。

ファイブフラワークリーム

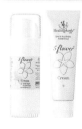

オーガニックアーモンドオイルをベースにした植物性のクリームに、ファイブフラワーエッセンスにブレンドされている5種類と、クラブアップルを加えています。

使い方

ファイブフラワーエッセンス同様に、緊急事態に用いることができます。また、毎日のスキンケアに使用することもできます。

フラワーカード

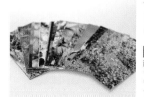

38種類の植物の写真が、1枚ずつポストカードの大きさになったフラワーカードです。

使い方

直感でフラワーエッセンスを選んだり（16ページ参照）、裏面に自分なりの情報を書き込んで、フラワーエッセンスを選ぶときに役立てるなど、さまざまな使い方ができます。

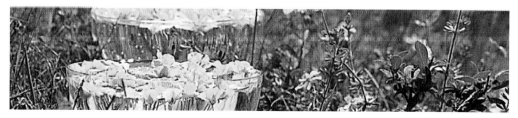

Lesson6.　　　　　　　　　　　　　　　　　　　　How to use flower essence

フラワーエッセンスの使い方

自分に合ったフラワーエッセンスが見つかったら、さっそく使ってみましょう。
フラワーエッセンスは飲む以外にも、いくつかの使い方があります。
厳密なルールはありませんから、より自分に合った方法、使いやすい方法で取り入れましょう。

Point! すべてのエッセンスの使用量にルールはありません。
ここで紹介する量より多く飲んでも、何回飲んでも問題ありませんが、**最小限の量でも十分**に働きかけます。

飲み物に入れて飲む

コップに入れた水やハーブティーなどに、2〜4滴加えて飲みます。フラワーエッセンスは1種類でも数種類を混ぜて飲んでもかまいません。
一度に飲んでも、少しずつ時間を空けて飲んでもOK。外出するときなどは、ペットボトルの水に入れてもよいでしょう。

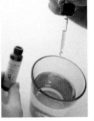

直接口に入れて飲む

手元に水がない場合は、ボトルから直接1〜2滴、口の中（舌下）に垂らします。

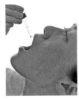

お風呂に入れる

お風呂に5〜6滴を加えて、よくかき混ぜてから入浴します。飲用できないときや、子供などには、おすすめの方法です。

植物に使う

フラワーエッセンスは植物にも元気を与えます、鉢植えの植物には、水を与えるときに2滴ほど混ぜましょう。花瓶の場合は、水の中に2滴ほど入れます。
人を見るときと同じように、植物の状態をよく観察してエッセンスを選びましょう。

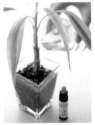

植物に使う場合の参考例

＊買ってきて植え替えたばかりの鉢なら…
セラトー
（新しい環境に移ったことの不安解消のために）

＊嵐のあと、小枝が折れた樹木や荒れてしまった庭の花なら…
ファイブフラワーエッセンス
または**スターオブベツレヘム**
（ショックから早く立ち直るために）

＊手入れをしているのに弱っている様子なら…
アスペンまたは**ラーチ**
（自信を引き出して、元気づけるために）

直接肌につける

1〜2滴を、直接手首やこめかみ、首の後ろ、唇などにつけます。

（フラワーエッセンスはエッセンシャルオイルではありませんので、香りはありません）

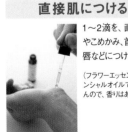

クリームやローションに混ぜて使う

クリームやローションに、2滴ほど混ぜて使います。また、マッサージオイルにも混ぜて使えます。

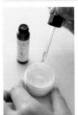

フラワーエッセンスの保存方法

使用後はきちんとフタを閉めて、冷暗所で保管します。香りの強いもの（エッセンシャルオイルなど）と一緒に置くのは避けましょう。冷暗所での保管が基本ですが、冷蔵庫に入れる必要はありません。また、ガラス瓶に入っているため、持ち運びには注意しましょう。

フラワーエッセンスQ&A

Q フラワーエッセンスには、
副作用のようなものはないのでしょうか？

　副作用はありません。フラワーエッセンスを飲んだあとは、自分の気持ちの変化や周囲を観察してみましょう。ちょっとした良いことや、感動することがあるかもしれません。フラワーエッセンスを使った人の中には、涙もろくなった、夢を見たと言う人もいます。それはどうしてなのか、よく考えてみるとフラワーエッセンスがもたらす効果のサポートとなることでしょう。

Q フラワーエッセンスを使ったら、
どのくらいで効果が出ますか？

　人それぞれで個人差があります。すぐに気分が良くなる場合もありますし、1週間くらい経って、気づいたら気分がすっきりしていた、という場合もあります。「そう言えば、あのときの嫌な気分を忘れていたわ」というのも、よい効果の現れと言えるでしょう。

Q ブランデーが使われていますが、
赤ちゃんや子供、お年寄り、妊婦さんにも使って大丈夫ですか？

　エッセンスは数滴水に加えるだけですから、誰にでも安全に使えます。ブランデーを飲んだ！ と落ち込む必要はありません。気軽に使うことができますが、飲ませたくない、飲めない、飲みたくない場合には、お風呂に入れる、クリームに加える（18ページ参照）、ミストを作る（107ページ参照）など、飲む以外の方法で使いましょう。

Q 「加塩ブランデー」が使われているとありますが、どうして塩が加えられているのですか？

　私たちがショップで購入するストックボトルは、10mlのブランデーに、マザーエッセンス（12ページ参照）が2滴だけ加えられています。そのままでは種類としてはブランデーということになり、酒税法の関係で日本では「酒類（英国産高級ブランデー）」とみなされてしまいます。そのため、塩を加えることで「酒類」とは区別し、幅広い方に購入してもらえるようにしています。

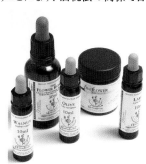

Q フラワーエッセンスは自分で作っても、
同じ効果が得られるのでしょうか？

　フラワーエッセンスを自分で作ることは、生産過程を観察するには良い経験になるかもしれません。しかし、この本に記載している科属名と同じ植物であっても、その植物の生育してきた土地、環境がフラワーエッセンスを作るには大切です。フラワーエッセンスには、汚染されていない自然環境の中で育った植物であること、一番エネルギーに満ちあふれた、とても短い時期を見計らって採取することが重要。すべてが整った環境は、非常に限られています。

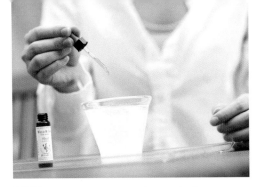

フラワーエッセンスQ&A

Q コーヒーやお酒、ジュースなどに入れて飲んでもいいですか?

はい。水に限らず、手元にある飲み物すべてに加えて飲むことができます。

Q フラワーエッセンスを使うのに、もっとも効果的な方法や量、時間はありますか?

使用する量は、ごく少量(2〜4滴)でかまいません。自分自身が一番良いと思う方法、時間で使用すれば大丈夫です。

Q ホメオパシーやアロマセラピーと一緒に使っても大丈夫ですか?

大丈夫です。自分が併せて使いたいと思ったら、試してみましょう。

Q フラワーエッセンスと、アロマセラピーで使用するエッセンシャルオイルはどう違うのですか?

エッセンシャルオイルは、植物から抽出した芳香成分の集合で強い香りがします。直接肌につけると刺激が強いため薄めて使いますし、基本的に飲むことはできません。

フラワーエッセンスには芳香成分も植物のエキスも含まれていませんが、植物のエネルギーが移し取られた水が加えられています。飲むこともできますし、肌に使う場合も原液のまま1滴程度使うことも、薄めて使うこともできます。

Q フラワーエッセンスの知識がない人に使っても、効果は得られますか?

フラワーエッセンスの知識がなくても、自分の気持ちや不調を改善したいと思う人なら効果は得られるでしょう。不快で泣き叫んでいる赤ちゃん、弱っていることを誰かに気づいてほしいと思っている植物や動物にも使えます。フラワーエッセンスは、改善したいと思う気持ちを手助けするのです。

例えば、アルコール中毒の夫に悩んでいる妻は、夫にこっそりフラワーエッセンスを飲ませたいと思うでしょう。しかし、夫が自ら改善したいと思わない限り、治すことはできません。しかし妻自身が自分のためにフラワーエッセンスを飲み、夫への態度が変わることが、結果的には夫自身が変わるきっかけになるかもしれません。

Q 病院で処方された薬をのんでいます。同時にフラワーエッセンスを使っても大丈夫ですか?

大丈夫です。フラワーエッセンスは他の治療法の邪魔をすることはなく、改善しようとする気持ちの助けになります。

Q 極端にお酒に弱いので、ブランデーを使ったフラワーエッセンスを飲むのが心配です。飲む以外の使い方でも効果は得られますか?

飲む以外の方法でも効果は変わりません(18ページ参照)。自分の好きな方法で使ってみましょう。

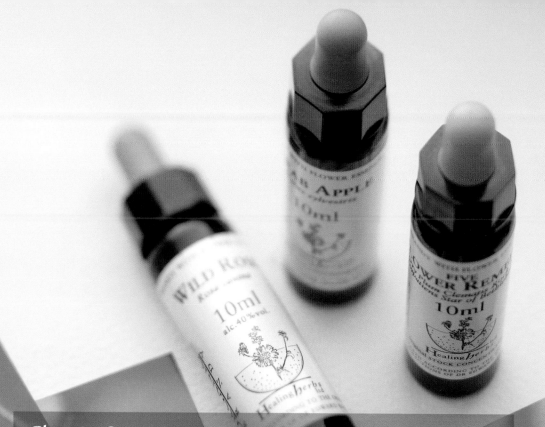

Chapter2.
FLOWER ESSENCE
PROFILE

フラワーエッセンスのプロフィール

この本では、38種類のフラワーエッセンスを、バッチ博士が発見した順番で紹介しています。なぜなら、バッチ博士が体験した順に学ぶことで、植物と人の心の結びつきをより深く学べると考えたからです。植物を観察することを通じて、植物が持っている癒しの力を知り、フラワーエッセンスへの理解も深めていきましょう。

フラワーエッセンスと植物観察

フラワーエッセンスと植物観察

バッチ博士は、植物をくわしく観察することを通じて、
その植物の持つ癒しの力、その癒しの力を必要とする人の状態を感じ取りました。
では、具体的にどのように観察してその力を発見したのでしょうか。

細部にわたって植物観察を記録した
バッチ博士

　フラワーエッセンスの使い方は、画一的なものではなく、細かなルールがあるものでもありません。それと同じように、フラワーエッセンスを理解する過程も人それぞれですし、学び方、選び方にもさまざまな考え方があります。

　それを踏まえたうえで、この本では、バッチ博士が植物を細部にわたって観察し、研究した事実に着目し、プロフィールの紹介にも、植物の部位の拡大写真を掲載して、それぞれの特徴にも触れています。

植物を観察して、
癒しを必要とする人の状態を知る

　バッチ博士は、植物の形状、色、構造、生育する場所、周囲の環境など、細かく丁寧に観察記録を記していたそうです。では、なぜバッチ博士はそれほどまでに植物の研究を重ねたのでしょうか。バッチ博士は、この詳細な植物観察を通じて、その植物の癒しの力を必要とする人の状態を感じ取ったからなのです。

　下記の表は、植物の特徴と人間の特徴の共通点を説明しています。人にはそれぞれに個性があり、それは植物も同じこと。植物を観察すると、その植物に、その植物の癒しの力を必要とする人のポジティブな面、ネガティブな面の両方が映し出されているとバッチ博士は考えたのです。

植物の特徴		人間の特徴
大きさ	⟷	身体
生育期間	⟷	動き
色	⟷	行動
強さ	⟷	健康
生育環境	⟷	生活スタイル
繁殖環境	⟷	働き方
他の植物との関わり	⟷	他の人との関わり

茎の赤い模様は怒ったときの青筋、優雅な姿は薄紫の花

　では、具体的にはどのように人の特徴が植物に表れているか、インパチェンスを例に観察してみましょう。

　インパチェンスのネガティブな状態は「短気で怒りっぽく、まわりを緊張させる」です。よく観察すると、茎に赤い模様が入っています。これは、怒った人が青筋を立てている様子を表しています。また、インパチェンスは不快な臭いをまわりに放ちますが、これは不機嫌な人がまわりに嫌な雰囲気を充満させるのに似ています。逆にポジティブの状態は、「聡明で仕事が早く、寛容で優雅」。約2ヵ月で2mほどまで急成長する姿は、仕事の早さを象徴していますし、青紫色の上品な花は非常に優雅な様子を醸し出しています。

　このように、その植物の癒しの力を必要としている人の姿が、植物には映し出されているのです。

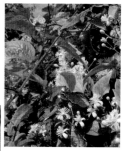

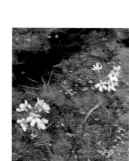

インパチェンスの植物観察

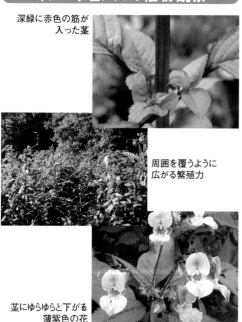

深緑に赤色の筋が入った茎

周囲を覆うように広がる繁殖力

茎にゆらゆらと下がる薄紫色の花

ポジティブとネガティブの両方がひとつの植物に

　植物を観察するうえで、もうひとつ大切なのは、ひとつの植物の中には、かならずポジティブな面とネガティブな面の両方を見出すことができるということです。どちらか片方だけを持つ植物はありません。その両方が存在してこそ植物は自然界の中で生きることができます。ネガティブな面も、成長したり繁殖するためには必要であり、その環境に生き残るためには不可欠の性質なのです。

　人を観察するときも、植物を観察するときも、ネガティブな面もポジティブな面も両方を見ることが大切。それを繰り返していくことで、人間同士のコミュニケーションを学ぶことにもつながることでしょう。

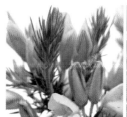 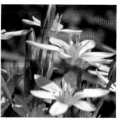

Flower Essence Profile

プロフィールの見方

すべてのタイプにポジティブな面とネガティブな面があり、
心のバランスを崩したときはネガティブな面が強く出ます。
フラワーエッセンスの力を借りて、ポジティブな面を引き出しましょう。

フラワーエッセンスの名前
この本では、バッチ博士が発見した順番にフラワーエッセンスを紹介しています。フラワーエッセンスの五十音順、アルファベット順の索引は6ページをご覧ください。

基本的な植物のデータ

植物の紹介
その植物が持つ歴史や名前の由来などを説明しています。

7グループ
14〜15ページで紹介している7グループ選択法による用途を明記しています。

つぶやき
その植物のタイプをよく表している台詞を紹介しています。

Negative
心がアンバランスになった、ネガティブな状態の様子を説明しています。フラワーエッセンスを使うことで、ポジティブな要素が引き出され、より良い状態に導かれます。

Positive
心身のバランスがとれたポジティブな状態の様子を説明しています。ネガティブな状態だった人がフラワーエッセンスを使うことで、本来持っているこのポジティブの状態が引き出されます。

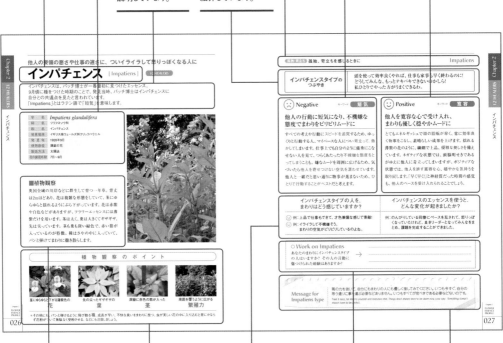

植物観察
植物が持つ特徴を説明しています。それぞれの特徴が、ポジティブあるいはネガティブのどんな様子を表しているか考えてみましょう。

植物の部位の観察
それぞれの植物の特徴を表している部位の拡大写真を紹介しています。右ページのポジティブとネガティブの欄を読んで、それぞれの部位が何を表しているか考えてみましょう。

質問
それぞれの質問に対し、答の参考例を明記しています。植物を観察しながら、自分なりの答を考えてみましょう。

練習問題
フラワーエッセンスについて、さらに深く知るための練習問題です。植物を観察しながら答を考えてみましょう。

メッセージ
その植物のタイプの人に向けた、この本の監修者レイチェル・カーターからの人生を楽しむためのメッセージです。

12 ヒーラーズ
THE TWELVE HEALERS

あなたが生まれながらに持っている性格や気質を癒してくれるのが12ヒーラーズ

バッチ博士が1928年から1932年までに発見したフラワーエッセンスが、これから紹介する「12ヒーラーズ」。これらはタイプレメディとも呼ばれていて、もともと人が生まれつき持っている性格や気質を表しているエッセンス。多くの人は、この中のどれかひとつにあてはまります。その日の気分によって、さまざまなエッセンスがあてはまる気もしますが、本来の性格は、このうちのひとつと考えられます。

人は年齢を重ね、経験を積んでいくと、本来の性格が色々な要素で隠されてしまいがち。そんなときは、子供のときはどんな様子だったか、病気になったらどんな態度をとるか、プレッシャーを感じたらどうなるか、よく考えてみましょう。焦って結果を急ぐのは禁物。いろいろなエッセンスの特徴を学びながら、じっくりゆっくり自分自身を見つめていきましょう。

他人の要領の悪さや仕事の遅さに、ついイライラして怒りっぽくなる人に

インパチェンス [Impatiens] 12 HEALERS

インパチェンスは、バッチ博士が一番最初に見つけたエッセンス。
9月頃に種をつけた時期のことで、発見当時、バッチ博士はインパチェンスに
自分との共通点を見たと言われています。
「Impatiens」とはラテン語で「短気」を意味します。

学　名	*Impatiens glandulifera*
科　名	ツリフネソウ科
和　名	インパチェンス
発見場所	イギリス南ウェールズ州クリックハウエル
発　見　年	1928年9月
使用部位	薄紫の花
製造方法	太陽法
花の開花時期	7月〜9月

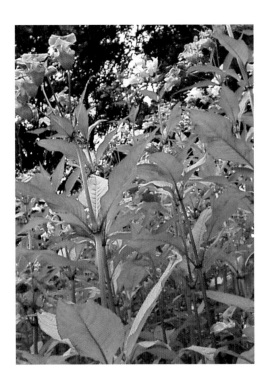

■植物観察

英国全域の川岸などに群生して育つ一年草。背丈
は2mほどあり、花は複雑な形態をしていて、茎にゆ
らゆらと揺れるようにぶら下がっています。花は赤紫
や白色などがありますが、フラワーエッセンスには薄
紫だけを用います。茎は太く、葉は大きくてギザギザ、
先は尖っています。茎も葉も深い緑色で、赤い筋が
入っているのが特徴。種はさやの中に入っていて、
パンと弾けてまわりに撒き散らします。

植 物 観 察 の ポ イ ン ト

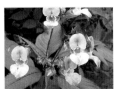
茎にゆらゆらと下がる薄紫色の
花

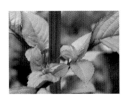
先の尖ったギザギザの
葉

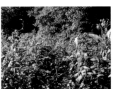
深緑に赤色の筋が入った
茎

周囲を覆うように広がる
繁殖力

＊その他にも、パンと弾けるように飛び散る種、成長が早い、不快な臭いをまわりに放つ、虫が美しい花の中に入り込むと背にかならず花粉がついて無駄なく受粉させる、などにも注目しましょう。

インパチェンスタイプの つぶやき	頭を使って効率良くやれば、仕事も家事も早く終わるのに! どうしてみんな、もっとテキパキできないのかしら! 私ひとりでやった方がうまくできるわ。

 Negative　キーワード　**短気**

 Positive　キーワード　**寛容**

他人の行動に短気になり、不機嫌な態度でまわりをピリピリムードに

すべての考えや行動にスピードを追究するため、ゆっくりと行動する人、マイペースな人につい苛立って、急かしてしまいます。仕事上でも自分のように優秀にこなせない人を見て、つらくあたったり不機嫌な態度をとってしまうことも。嫌なムードを周囲に広げるため、気づいたら他人を寄せつけない空気を漂わせています。他人と一緒だと思い通りに物事が進まないため、ひとりで行動することがベストだと考えます。

他人を寛容な心で受け入れ、まわりも優しく穏やかムードに

とてもエネルギッシュで頭の回転が早く、常に効率良く物事をこなし、素晴らしい成果を上げます。揺れる薄紫の花のように、繊細で上品、優雅な美しさを備えています。ネガティブな状態では、頭脳明せきであるがゆえに他人に苛立ってしまいますが、ポジティブな状態では、他人を許す寛容な心、穏やかな気持ちを取り戻します。「早く早く!」と神経質だった時間の感覚も、他人のペースを受け入れられることでしょう。

インパチェンスタイプの人を、まわりはどう感じていますか?

- ☺ 例:上品で仕事もできて、才色兼備な感じで素敵!
- ☹ 例:イライラして不機嫌そう。まわりの空気がピリピリしているのよね。

インパチェンスのエッセンスを使うと、どんな変化が起きましたか?

例:のんびりしている同僚にペースを乱されて、怒りっぽくなっていたけれど、良きリーダーとなってみんなをまとめ、課題を完成することができました。

○ **Work on Impatiens**
あなたのまわりにインパチェンスタイプの人はいますか? その人の言動に傷つけられた経験はありますか?

→

Message for Impatiens type

肩の力を抜いて、自分にも、まわりの人にも、優しく接してみてください。いつも今すぐ、自分の思う通りに事を運ぶ必要などありません。いつもすべてが完璧である必要などないのです。

Take it easy, be kind to yourself and everyone else. Things don't always have to be done now, your way. Everything doesn't always have to be perfect.

病気、事故、孤独など、原因や理由が分かっている恐怖を感じる人に

ミムラス [Mimulus] `12 HEALERS`

ミムラスは、1928年にバッチ博士が最初に発見した
3つのフラワーエッセンス（他はインパチェンスとクレマチス）のひとつ。
アスク川のほとりで発見されました。ミムラスの英名はモンキーフラワー。
その花が猿に似ていることからつけられたそうです。

学　名	*Mimulus guttatus*
科　名	ゴマノハグサ
和　名	ミゾホオズキ
発見場所	イギリス南ウェールズ州クリックハウエル
発見年	1928年9月
使用部位	茎についた花
製造方法	太陽法
花の開花時期	6月〜8月

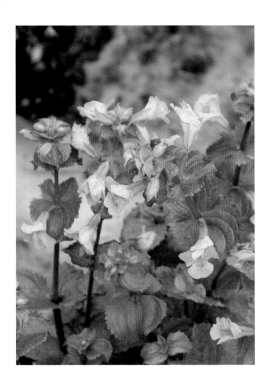

■植物観察

澄んだ湧き水の流れる土手、すぐに水で流されそう
な場所にしがみつくように生育しています。現在では、
環境汚染によって、その生育場所も非常に限定され
ています。背丈は50cmほどあり、茎は繊毛がなくツ
ルツル。葉もつややかに光っています。5枚の花びら
を持つ明るい黄色の花を咲かせますが、2〜3年に
一度しか開花しません。粉のような種を水中に落と
すのも大きな特徴。その種は自力で生育する場所を
見つけなければなりません。

植 物 観 察 の ポ イ ン ト

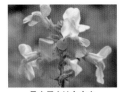
見た目より丈夫な
花

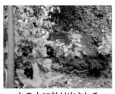
水の中に放り出される
種

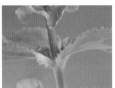
繊毛のないツルツルした
茎

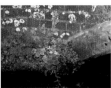
しがみついているような
生育状態

恐 怖 日常の恐れや突発的な恐怖を感じるときに　　　　　　　　　　Mimulus

ミムラスタイプの つぶやき	新しいことにチャレンジしたり、旅行したり、 初対面の人に会うのがすごく怖い。 だから何をしても心から楽しくないんです。

 Negative　　　キーワード **怯 え**

理由がはっきりした恐怖感に怯え、
他人と接することに消極的で内向的

新しい経験、人と話すこと、病気、事故、痛み、貧困、暗闇、孤独、喪失、将来、乗り物…対象はさまざまですが、何か理由がはっきりした恐怖感を抱いています。外の世界と接することに消極的で内向的。自分が抱える恐怖を他人に打ち明けることもできないため、一見おとなしく、元気がないように見えることが多いでしょう。ただ、すべてのことに怖がりというわけではないため、ときには勇敢に見えることもあります。

 Positive　　　キーワード **思いやり**

明るい将来を信じて希望を持ち、
他人を思いやることを忘れません

自分の人生をしっかりと受け止め、明るい将来があることを信じ、希望を持ち続けられます。自分を積極的にアピールすることは少なくても、内面の恐怖にとらわれることなく、他人に対して思いやることを忘れません。ネガティブな状態に抱えていた恐怖を理解して乗り越え、勇気を出して一歩踏み出し、人生を楽しみ、他人と積極的にコミュニケーションできるでしょう。

ミムラスタイプの人を、 まわりはどう感じていますか？	ミムラスのエッセンスを使うと、 どんな変化が起きましたか？
☺ 例：一見おとなしくて控えめだけど、 すごく思いやりがある人。 ☹ 例：自分からは、あまり話しかけてこないけれど、 すごく怖がりみたい。	例：友達と旅行に行くのに、初めての場所や飛行機に乗るのが怖くて、一時は止めようかと思ったけれど、友達と新たな体験ができると思うと、なんだか楽しくなってきた!

○ **Work on Mimulus**
あなたは今まで、ミムラスが必要な
状態を経験したことはありますか？
それはどんな状態ですか？　→ ---------------------------------

Message for
Mimulus type

あなたにとっては恐ろしすぎて向き合えないことも、周囲の人は、全く意にも介していないうえ、気にも留めていないようです。少しずつ少しずつ、あなたが抱える恐怖に立ち向かい、人生を信じれば、その恐怖感はやがて消えてなくなるでしょう。

Some things feel so scary you cant face them, but look around and see those things don't seem to worry other people at all. Challenge your fears little by little, trust in life and your fears will melt away.

いつもぼんやりと夢見がち、現実を直視できない、集中力不足の人に

クレマチス　[Clematis]　12 HEALERS

クレマチスはインパチェンスとミムラスと共に、バッチ博士が最初に見つけたエッセンスのひとつ。
別名は「旅人の喜び（Traveler's Joy）」。
田舎道を旅するとき、枯れた茎にタバコを詰めて吸ったことによるようです。
日本原産種のクレマチスは「威霊仙」という名で漢方にも用いられます。

学　名	*Clematis vitalba*
科　名	キンポウゲ科
和　名	クレマチス
発見場所	イギリス南ウェールズ州クリックハウエル
発見年	1928年9月
使用部位	花
製造方法	太陽法
花の開花時期	7月〜9月

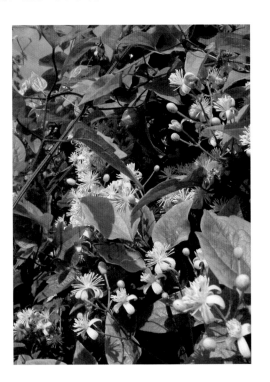

■植物観察

石灰質の土に生育するツル性の植物。ツタを他の植物にからませながら、成長していきます。茎は木質で30mにもなり、葉先は尖り、花はたくさんの白い花びら（正確にはガク片と雄しべ）をつけ、種は綿毛をつけていてフワフワと飛ばされていきます。花や葉がすべて枯れて、絡まっていたツタが乾いても、さらに他の植物に絡まって成長していくたくましい植物。飛ばされた種もしっかりと着地し、そこで再び生育していきます。

植 物 観 察 の ポ イ ン ト

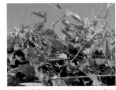
他の植物にからまって延びる
茎

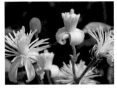
白くてやわらかそうな
花

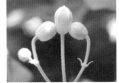
眠たそうに見える
つぼみ

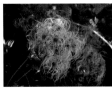
フワフワと飛んで行く
種

興味がない 現状に興味がないと感じるときに

Clematis

クレマチスタイプの つぶやき	あまり現実のものに興味が持てなくて、 人の話を聞いていても、ついうわの空になってしまうの。 だって空想の世界のほうが楽しいんだもの。

 Negative　　キーワード 無関心

現実に起きていることには無関心、
心は将来に飛んでいて夢見心地

いつも夢見心地で、現実に起きていることに関心を持てません。現実の生活に幸せを感じていないため、将来のことに思いを馳せるのですが、それが非現実的なことがよくあります。それは現実逃避とも言えるでしょう。ついうわの空になってしまうため、人と会話していても「今、何て言ったの?」と聞き返すこともしばしば。集中力やバイタリティーに欠けているせいか、病気になっても、自ら治るよう努力することは、ほとんどありません。

 Positive　　キーワード 優しさ

現実の世界を正面から見つめ、
まわりに優しさを与えます

強い生命力があり、未来に向かって突き進むことができます。ネガティブな状態のときは現実の世界に無関心だった心も、ポジティブの状態では、現在の延長に未来があることを認識し、足をしっかりと現実の世界につかせます。さらに、本来持っている謙虚で控えめな部分が引き出され、まわりの人に優しさや安心感を与えます。その結果、人生や他人と前向きに向き合うことの素晴らしさを知り、本当の生きる喜びを得られるでしょう。

クレマチスタイプの人を、 まわりはどう感じていますか?	クレマチスのエッセンスを使うと、 どんな変化が起きましたか?
☺ 例:いつも創造的な夢を生き生きと語っている、あの人の今後の将来が楽しみ。 ☹ 例:ちゃんと話を聞いてないし非現実的なことばかり言って、ちょっと頼りにならないわ。	例:来月引っ越しを予定していたのに、具体的には何も進んでいませんでした。でも予算を立てて、スケジュールを立てることができました。

○ **Work on Clematis**
クレマチスタイプの人とチームで仕事する場合、他には何のタイプの人をメンバーに選ぶとうまくいくと思いますか?
→

Message for
Clematis type

妄想にふけるのはもうストップ! 現実に目を向けて。
今を生き、今という時間を家族や友達に関わり合い、助け合うために使いましょう。

Hey, stop day dreaming! Come back down to Earth. Live now, make the most of the present by joining in and helping out with your family and friends.

内に苦しみや悲しみを秘めながら、表向きは明るく元気に振る舞う人に

アグリモニー [Agrimony] 12 HEALERS

真っすぐに伸びたその姿から、「Church steeple（協会の尖塔）」という別名を持っています。
アグリモニーの根は、肝臓の解毒剤にも使われていた植物で、
フランスでは強壮作用のあるハーブとして現在も利用されています。

学　　名	*Agrimonia eupatoria*
科　　名	バラ科
和　　名	西洋キンミズヒキ
発見場所	イギリス ノーフォーク州クローマー
発 見 年	1930年8月
使用部位	枯花や種より上の花穂先端
製造方法	太陽法
花の開花時期	6月～8月

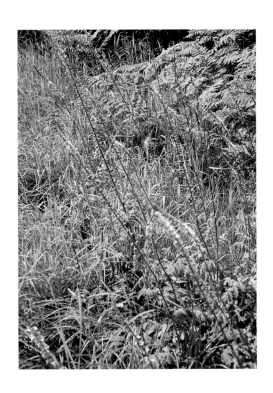

■植物観察

郊外の路傍や野原の路傍に、他の植物に交じって
生育。成長すると1mほどの高さになります。地下に
はしっかりとひげ根をはり、茎には繊毛があり、5枚
の花びらを持つ黄色の小さな花を咲かせます。茎
は真っすぐ上に伸び、花は四方八方外側に向かっ
て咲いていきます。種はフックのようなものがついて
いてベルの形をしており、人や小動物について運ん
でもらい繁殖していきます。

植 物 観 察 の ポ イ ン ト

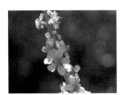

四方八方を向いた
花

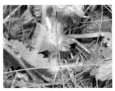

繊毛のある
茎

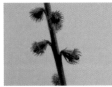

フックのついた
種

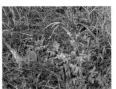

まわりの植物と混在する
生育場所

影響を受け過ぎ 人の影響を受け過ぎていると感じるときに

Agrimony

アグリモニータイプの つぶやき	人には「パーティ？ いいね！ 余興は任せてよ」と、 つい言ってしまいます。でも、誰にも私の本当の悩みや 苦痛は知られたくありません、絶対に。

 Negative　　キーワード 苦悩

明るく陽気に振る舞いながら、
心の中では苦しみを秘めています

いつも陽気で明るく楽しくまわりの人と接しながらも、心の中では悩みや心配事を抱え、どうすることもできずに苦しんでいます。他人に対しては、助言や助力を惜しまないのに、いざ自分のことになると実行力をなくし前進できません。心身共につらいときも、冗談を言って明るく振る舞うのは、他人を自分に近づけないためのバリアです。内面の苦しみを隠したいと思うあまり、アルコールに依存する場合さえあります。

☺ Positive　　キーワード 平穏

心に抱えた苦しみが浄化され、
穏やかな気持ちで物事と向き合えます

アグリモニーは、精神的な痛みを浄化し洗い流すエッセンスです。ポジティブな状態では、ネガティブな状態に抱えていた自責の念や、心の中の悩み、心配は取り除かれ、平穏な気持ちになれます。そして、現実と向き合えると同時に、本当はその悩みがさほど重要でないことを理解できることでしょう。本来の落ち着きを取り戻し、さらには問題や困難を前にしても、心の平穏を保ち続けられます。

アグリモニータイプの人を、 まわりはどう感じていますか？	アグリモニーのエッセンスを使うと、 どんな変化が起きましたか？
☺ 例：誰にでも親切で優しい人。 　　そばにいるだけで穏やかな気持ちになれるわ。 ☹ 例：一緒にいると冗談ばかりいって楽しいけれど、 　　自分のことを話しているのって聞いたことないわ。	例：ありのままの自分を知られるのは怖かったけど、本心を話せるようになり、以前よりも人と親しくつき合えるようになりました。

○ Work on Agrimony
アグリモニータイプの周囲の人々は、その人がアグリモニーだとなかなか気づきません。それはなぜだと思いますか？ →

Message for
Agrimony type

楽しいばかりが人生ではなく、いいことや気楽なことばかりがすべてではないことを受けとめましょう。ときに私たちは、自分や他人の心の中にある苦しみに向き合わなくてはなりません。人生の辛い側面にも対峙し、困難を受け入れることが、やがて、あなたが求め続けて［いた平和と落ち着きをもたらしてくれるでしょう。］

Let's face it life cant always be fun and not everything is nice and easy. Sometimes we have to face difficult feelings inside ourselves and in other people. Facing up to the dark side of life and accepting difficulties are always there will eventually bring the peace and calm your are longing for.

所有欲が強く、自分の注いだ愛情に見返りを求めてしまう人に

チコリー　[Chicory]　12 HEALERS

チコリーは美しい青い色の花を咲かせる植物。
青色は献身を表す色とされ、バッチ博士はこの青を「聖母マリアの青」と考えました。
根は飲み物として、芽は野菜として、葉は家畜のエサとして私達の生活に広く利用されています。

学　名	*Chicorium intybus*	
科　名	キク科	
和　名	キクニガナ	
発見場所	イギリス ノーフォーク州クローマー	
発見年	1930年8月	
使用部位	強い青色の開いた花	
製造方法	太陽法	
花の開花時期	7月～9月	

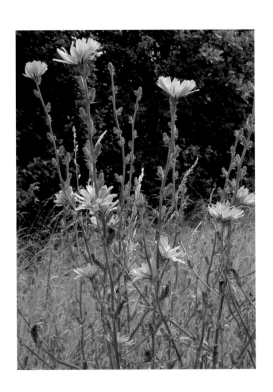

■植物観察

石灰質の土壌に生育し、背丈は1m以上。とても美しい青い色の花を咲かせます。花びらは細長くてギザギザ、葉は複雑な形をしていて大きさはバラバラです。花びらも葉も不揃いで秩序がないため、全体的にクシャクシャッとした印象を受けます。葉と茎には、硬い繊毛が生えており、素手で強く握るとケガをしてしまうほど。4ヵ月にわたり、延々と花を咲かせますが、夏の暑さのせいか、朝早くに咲いて、午後にはしおれてしまいます。

植 物 観 察 の ポ イ ン ト

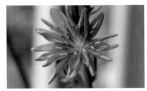

美しい青色の
花

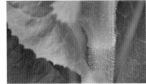

硬い繊毛が生えた
葉と茎

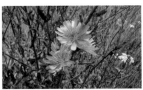

不揃いでクシャクシャした
全体像

チコリータイプの つぶやき	毎日こんなに一生懸命、世話を焼いてあげているのに、 どうして家族はみんな私にちゃんと感謝しないのかしら。

 Negative　キーワード　束縛

愛する人を常に傍らにおいて
コントロールし、束縛したがります

人の世話をすること、面倒を見ることが大好き。まわりの人に過剰に気を使い、誰かに必要とされることが、何よりもの喜びです。しかし、それは無償の愛ではなく、見返りを求め、愛する人を疲れさせるほどに束縛してしまいます。面倒を見る対象となる人を身近においてコントロールし、自分が中心的な存在になることを望むだけでなく、常にまわりの人の訂正すべき点を探し、それを指摘することに喜びを感じます。

 Positive　キーワード　愛

深い母性と穏やかな心で、
見返りを求めない無償の愛を注ぎます

自分が人に行ったことに対し、見返りを求めることなく穏やかな無償の愛を注ぎます。愛する人の幸福を自分の幸福とすることができるため、愛し愛される人となり、充実感のある幸せな日々を送ることができます。さらには身近な個人だけを対象にするのではなく、社会全体に奉仕の心を発揮し、まるで聖母マリアのように愛と慈しみを表すようになるでしょう。

チコリータイプの人を、 まわりはどう感じていますか？	チコリーのエッセンスを使うと、 どんな変化が起きましたか？
☺ 例：まわりに気を配ってさり気なく 　お世話をしてくれる、すごく優しい人。 ☹ 例：いつも見張られているみたいで、すごく窮屈。 　少しは自由にさせて欲しいな。	例：家族が勝手なことばかりするうえ、私に「ありがとう」 を言わないことに腹が立っていたけれど、皆がいてくれることが私の幸せだと思えるようになりました。

○ **Work on Chicory**

チコリータイプのお母さんがいる家庭は、
どんな雰囲気だと思いますか？ あなた
のお母さんは何タイプだと思いますか？

**Message for
Chicory type**

家族に囲まれて暮らし、尽くし、面倒を見てあげるのは素晴らしいことです。けれども、いつかは彼らを手放し自分の人生を歩ませ、そしてあなた自身も自分の人生を築いていかなくてはなりません。

It's lovely to have all the your family around you, helping them out, looking after them, but in the end you have to let them go off and live there own lives and make a life of your own.

自分が正しいと固く信じ、自分と同じ考えを他人にも強要してしまう人に

ヴァーベイン [Vervain] 12 HEALERS

学名のVerbena Officinalisは「薬用の神聖な枝」という意味。
その名の通り、古代文明においても薬用植物として、東洋でも漢方の原料として使われてきました。
ハーブではバーベナと呼ばれ、神経強壮や体力回復に用いられます。
中国では馬のムチに似ていることから「馬鞭草」と呼ばれます。

学　名	*Verbena Officinalis*
科　名	クマツヅラ科
和　名	クマツヅラ
発見場所	イギリス ノーフォーク州クローマー
発見年	1930年8月
使用部位	たくさんの花のついた部分
製造方法	太陽法
花の開花時期	6月〜9月

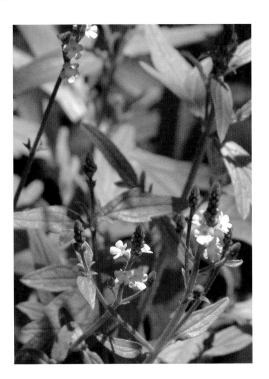

■植物観察

乾燥した土地に生育し、道路脇や荒れ地で見かけます。丈は1mほど、茎は濃い緑色をしていて太く、上に向かって真っすぐ伸び、とても頑丈です。茎が分かれる根元部分に、少しだけ葉をつけ、茎にも葉にも繊毛があります。花はとても小さな薄紫色で、上に向かってではなく、地面と平行に咲かせるのが特徴。全体を見ると、小さく可憐な花に、不必要なほどの頑丈な茎、その組み合わせは非常にアンバランスな印象を受けます。

植 物 観 察 の ポ イ ン ト

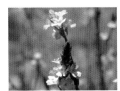

小さく控えめな薄紫色の
花

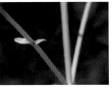

濃い緑色をした頑丈な
茎

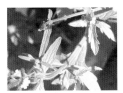

繊毛のある
茎と葉

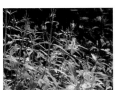

真っすぐ上に向かって伸びる
茎

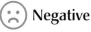 他人のことを気にし過ぎていると感じるときに　　　　Vervain

ヴァーベインタイプの **つぶやき**	私は新しい趣味を見つけるのが大好き！ そして、すぐに友達にも教えてあげます。 だって一緒にやれば友達も楽しいに決まっているもの。

😞 Negative　　　キーワード **熱狂**

物事に過度に熱狂し、自分と同じ目線、行動を相手にも求めます

まわりの人全員に、自分の意見に賛成して欲しい、自分と同じように行動して欲しい、自分と同じ目線で物事を見て欲しいと考えます。それが相手にとって負担になっていることなど想像もしません。もちろん悪気はなく、それが相手にとってもベストだと、心から信じているのです。しかし、その態度はときに高圧的で、他人にとってはただの「押しつけ」になっています。頑張り過ぎ、熱心になり過ぎて、ときには過労になることさえあります。

😊 Positive　　　キーワード **寛容**

自分とは違う考えや行動に寛容になり、バランスを保っています

自分の持っている知識や情報を熱心に伝える、教師のかがみのような存在です。豊富な知識を持ちながらも、相手の独自の考えに耳を傾け、自分とは違う相手の行動にも寛容。その寛容さと穏やかな優しさ、謙虚な心を持つことで、まわりの人とさらに良い関係を築いていきます。自分の信念を持つと同時に、他人の考えを受け入れることで、心のバランスが保たれ、無理をすることなく静かに目標を達成できるようになります。

ヴァーベインタイプの人を、 まわりはどう感じていますか？	ヴァーベインのエッセンスを使うと、 どんな変化が起きましたか？
😊 例：あの人の話はとても勉強になるし、相談すると熱心に話を聞いて的確なアドバイスをくれるのよね。 😞 例：私はあまり興味がないのに、無理に誘われるからいつも困ってしまう。	例：いつも私がひとりで家族旅行の計画を立てていたけれど、今回は家族で相談して決めたいと思っています。

○ **Work on Vervain**
あなたは過去にヴァーベインタイプの先生に教わったことはありますか？　ポジティブとネガティブ、両方の状態の先生を考えてみてください。　→

Message for
Vervain type

あなたの行動力や意欲はとても素晴らしいけれども、あなたの情熱や興味に共感する人ばかりではないことを、ときに心に留めておきましょう。あなたが良いと思ったことを人に押しつけるのではなく、その人自身に目標を持たせてあげて、支えてあげましょう。

Your energy and enthusiasm is wonderful, but sometimes you need to remember that not everyone shares your passions and interests. Let others find their own way and then support them, rather than trying to push them to do what interests you.

意志が弱く、自分より他人の要求を優先させてしまう人に

セントーリー　[Centaury]　　12 HEALERS

セントーリーの名は、ギリシャ神話に登場する薬草を使って病人を癒した医師、
ケイロン(Cheiron)に由来します。解毒や解熱に良い薬草として、古くから役立ってきました。
バッチ博士は、セントーリータイプのネガティブな状態を
「人生のドアマットのようだ」と言い表しています。

学　名	*Centaurium erythaea*	
科　名	リンドウ科	
和　名	ベニバナセンブリ	
発見場所	イギリス ノーフォーク州クローマー	
発見年	1930年8月	
使用部位	開いた花、ボールを植物の間に置く	
製造方法	太陽法	
花の開花時期	6月〜9月	

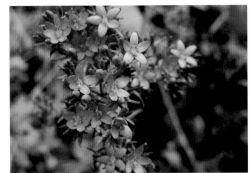

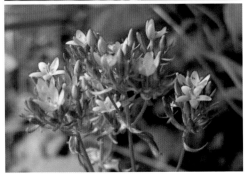

■植物観察

スコットランド以外のイギリスに生育する一年草。丈
は5〜50cmほどで、やせた土地でも育ちます。他の
植物に隠れるように生えているため、つい見逃して
しまいます。よく見ると、とても美しい花を咲かせて
いるのですが、あまりにも小さいため、道行く人はこ
の花を踏んでも、気づかないほどです。ピンク色のく
っきりとした星形の花は、房状につき、晴れた日の朝
早くに咲いて、正午には閉じてしまいます。

植　物　観　察　の　ポ　イ　ン　ト

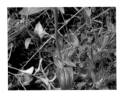

やせた土地にも育つ
生命力

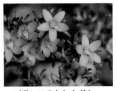

バランスのとれた美しい
花

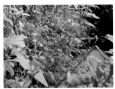

他の植物に隠れるように育つ
生育環境

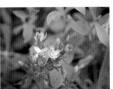

踏みつけられるほど小さな
全体像

影響を受け過ぎ 人の影響を受け過ぎていると感じるときに　　　　　　　　　　Centaury

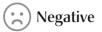

セントーリータイプの つぶやき	自分で決めた事があるのに、人に頼まれると断れません。 今日も、仕事のあとに家族と外食する予定だったのに、 仕事の手伝いを頼まれて残業しました。

 Negative　　　キーワード　弱さ

意志が弱いため、自己犠牲してまで人の言いなりになります

意志が弱くて、自分の意見を言えないため、人に頼まれると嫌と言えません。同時に争いたくないと思っているため、つい人の言いなりになってしまい、利用されてしまいます。人の評価に必要以上に敏感で、へりくだる癖があるので、人には「お人よし」と映ることも少なくありません。もちろん、それは自分が望んでいることではありませんが、従順で自己主張しない態度が、そんな状況を招いている場合があります。

Positive　　　キーワード　強さ

自己主張する強さ、自分の意志で行動する強さを備えています

優しく親切で信頼できる人、労もいとわず人助けをするボランティア精神にあふれた人です。有能ですが、支配的にならず誰にも平等に接することができます。ポジティブな状態では自分の意志で選択し、確固として自分自身を見失わず、見返りを必要としません。今は他人を助けるべきか、自分のことをやるべきか、それを見極めて決断を下すことができます。必要な場合はNOと言え、受動的ではなく自ら行動します。

セントーリータイプの人を、 まわりはどう感じていますか？	セントーリーのエッセンスを使うと、 どんな変化が起きましたか？
☺ 例：自分の仕事をすませたら、 　　　他人のことも手伝ってくれる本当に親切な人。 ☹ 例：あの人に頼めば絶対断らないから、 　　　次の当番もお願いしてしまおう。	例：自分のできる以上のことを引き受けてしまっていましたが、無理なので断りました。時間にも余裕ができて、本当にやりたかったことができるようになりました。

○ Work on Centaury

セントーリータイプとヴァーベインタイプがカップルになったらどんな生活になると思いますか？ あなたの周囲には、思いあたるカップルはいますか？　→

Message for
Centaury type

いつも他の人のことばかり気にかけていないで、自分自身がやりたいことにも時間を使ってみましょう。誰しもが自分自身に正直に生き、自分自身の道を歩む義務があり、それは、周囲の人も、あなたに求めてばかりではなく、尊重すべきことなのです。

Try to make time for your own interests instead of always looking after other people and doing what others want. Each of us has a duty to be true to ourselves and follow our own path which others will respect without asking too much from you.

決断するときに自分が信じられず、他人のアドバイスや判断を優先させる人に

セラトー [Cerato] 12 HEALERS

セラトーは38種のエッセンスの中で、唯一イギリスで野生しているものではなく、
1908年にチベットから持ち込まれた植物です。
バッチ博士は、イギリス産でこのセラトーに代わる植物を探しましたが、結局見つからず、
あえて外来のものを用いたと言われています。

学　名	*Ceratostigma willmottiana*
科　名	イソマツ科
和　名	セラトー
発見場所	イギリス ノーフォーク州クローマー
発見年	1930年8月
使用部位	大きく開いた花の部分
製造方法	太陽法
花の開花時期	8月～10月

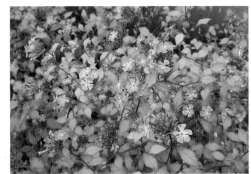

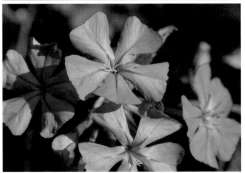

■植物観察

チベットから持ち込まれたセラトーは、イギリスでは
公園や庭で観賞用として栽培されています。丈は
1mほど。ヒラヒラと揺れる青い花びらを持つ花は、
美しくてデリケート。しかもこの花は1日だけで、すぐ
に枯れてしまい、枯れたあとは螺旋状にねじれてしぼ
んでしまいます。つぼみとトゲトゲしい包葉は茶色をし
ていて、美しい青色の花からは、あまり想像ができま
せん。花のまわりと小さな葉には、繊毛があります。

植 物 観 察 の ポ イ ン ト

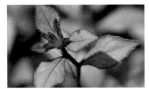

繊毛に覆われた小さな
葉

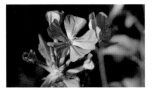

美しいけれどすぐに枯れる
花

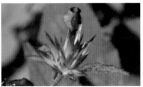

トゲトゲしい
包葉

＊その他に、イギリスに野生しているのではなく、チベットから持ち込まれ、観賞用に栽培されていることにも注目しましょう。

不 安 人間関係や職場での不安を感じるときに　　　　　　　　　Cerato

セラトータイプの つぶやき	本当は今とは別の仕事につきたかったのに、結局親の薦める会社に入りました。洋服を買うときも失敗しそうなので、いつも友人についてきてもらいます。

😞 Negative　　キーワード **無 知**

自分を無知だと思い込み、人の判断やまわりの流行を優先させます

本当は直感力も知識もあるのに、それを信じることができず、自分が無知のような気がして、常に人にアドバイスを求めます。そして自分の意志があるのに、それよりも他人の判断を優先してしまいます。その結果、間違った方向に進んでしまうこともしばしば。必要以上に情報を収集したり、流行に左右されるあまり、本当に重要な点よりも、どうでもいいことに気を取られて、判断が鈍ることも少なくありません。

😊 Positive　　キーワード **知 恵**

本来持っている直感と知恵を信じ、自信を持って判断を下せます

本来持っている自分の直感や知恵の存在を信じ、きちんと自分の判断で答えを出せます。ネガティブな状態ではまわりの人にばかり使っていた注意力を、自分自身に向けるため、決断を誤ることもありません。自分が正しいと思うことが、真実であることを知ることで、内側から自信が湧き、迷うこともなくなります。さらにその判断力や才能、個性を周囲の人にも認められ、本当の自立を手に入れることができます。

セラトータイプの人を、まわりはどう感じていますか？	セラトーのエッセンスを使うと、どんな変化が起きましたか？
😊 例：肝心なときは、きっちり判断を下す人。しっかり自分を持っている感じ。 😞 例：いろんな人に意見を聞くわりには、いつも失敗している気がするけど…。	例：イベントに向けて、決定事項がたくさんあって不安だったけれど、ほとんど自分で決めることができました。準備も順調に進んでいます。

○ **Work on Cerato**
セラトータイプとセントーリータイプは一見似ています。似ている点と違う点を書き出してみましょう。　→

 Message for
Cerato type

心の中では、何が正しいことで何をすべきか分かっているあなた。
自分を信じ、心の声を聴けば、最善の道は自分の中に隠れていることに気づくでしょう。
In you heart of hearts you know what is right and you know what to do. Trust yourself, listen to yourself and you will find the
best way for you is hidden in your heart.

いつもひとりで悩み、2つの間で常に揺れ動いてしまう人に

スクレランサス [Scleranthus] 12 HEALERS

スクレランサスの俗名はナエル（Knawel）、ドイツ語の「もつれた糸」「結び目」が語源です。
その俗名同様に、茎は長く伸びずに節を作り、左右に分かれてまた節を作る様子は
もつれているように見え、自ら解決と混乱を繰り返しているようです。

学　　名	*Scleranthus annuus*
科　　名	ナデシコ科
和　　名	スクレランサス
発見場所	イギリス ノーフォーク州クローマー
発 見 年	1930年9月
使用部位	花、なるべく種を入れないで作ります
製造方法	太陽法
花の開花時期	5月〜9月

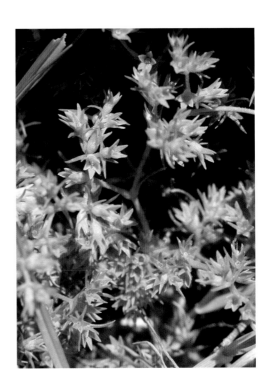

■植物観察

乾燥した場所、水はけの良い場所で、地表をはうよ
うにして生育します。茎が左右に分かれながら地表
に伸び、その分かれ目の下に根を生やします。花は
花びらがなく、緑色をしているため、普通には花とは
思えない形状。全体に繊毛はなく、緑色一色に見え
るため、まるでマットのようです。背が低く、広がるこ
ともないため、背景と一体化して目立ちません。種
はウサギに食べられ、その糞によって繁殖します。

植 物 観 察 の ポ イ ン ト

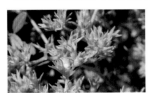

茎や葉と同化してしまう緑色の
花

繊毛のない
茎や葉

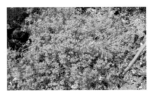

背景と一体化してしまう
全体像

＊その他に、自ら受粉するのではなく、動物に種を食べられて繁殖する点にも注目しましょう。

不 安　人間関係や職場での不安を感じるときに　　　　　　　　Scleranthus

スクレランサスタイプの つぶやき	「こちらに決めた」と思っても、すぐにもうひとつのほうがいいかな、と思ってしまいます。人にも相談できないので、悩んでばかりで物事が進まなくなってしまいます。

☹ Negative　　　キーワード 優柔不断

誰にも相談できないうえ、決断や選択ができず優柔不断です

悩みを抱えているのに、誰にも相談できずに、ひとりで悩み続けます。悩んだあげく、やっとひとつの結論を出したのに、優柔不断がゆえに「いや、やっぱりもうひとつのほうを選んだほうが良かったかも」と、また悩み続けます。周囲との関わり合いを持ちたがらないため、感情に乏しく、冷淡な印象さえ与えてしまいます。自分が本当は何を求めているのかも分かっていないため、他人にも何かを印象づけることができません。

☺ Positive　　　キーワード 確 信

自分の考えに確信を持ち、しっかりとした決断を下せます

何が大切なのかを自分自身で確信し、ためらわずにしっかりと決断できます。ネガティブな状態では優柔不断だった人も、ポジティブな状態では自己を確立できることでしょう。同じ決断でも、セラトーが直感を重視するのに対し、スクレランサスは心で感じた感情を重視します。自分だけですべてを考え、周囲との接触を好まないネガティブの状態は影をひそめ、柔軟な態度でまわりの良き話し相手となります。

スクレランサスタイプの人を、まわりはどう感じていますか？	スクレランサスのエッセンスを使うと、どんな変化が起きましたか？
☺ 例：いろんなことに手を出して混乱していると思ったのに、期限が迫っても決して慌てずちゃんと間に合うのよね。 ☹ 例：ちょっとつかみ所がないのよね。急に不機嫌になったりして話が続かなくなるし。	例：何か決めるごとに「やっぱり別のほうが良かったかも」と、あとで後悔していたけれど、今はもう決めたことをあとから考え込むことはありません。

○ Work on Scleranthus
スクレランサスタイプの人にいい結婚相手は、どのタイプの人だと思いますか？ なぜそう思いますか？
　→

Message for
Scleranthus type

ためらわないで、自分で決められるのだから。最善の道が何か分かっているのでしょう。
他のほうがいいのかと思うのはやめて、決断したらそれを全うしましょう。

Come on, you can decide. You know the best choice, don't always be looking at the alternative, make your decision and stick to it.

ひとりでいることが好きで、つい他人を遠去けてしまう人に

ウォーターバイオレット [Water Violet] 12 HEALERS

「水のスミレ」という名前がついていますが、スミレではなくサクラソウの仲間です。
汚染されていない、澄んだ水の泉や池、小川でのみ生育するため、
今日のイギリスでは、貴重な存在となってしまいました。

学　　名	*Hottonia palustris*
科　　名	サクラソウ科
和　　名	ウォーターバイオレット
発見場所	イギリス サセックス州
発　見　年	1931年6月
使用部位	花
製造方法	太陽法
花の開花時期	5月～6月

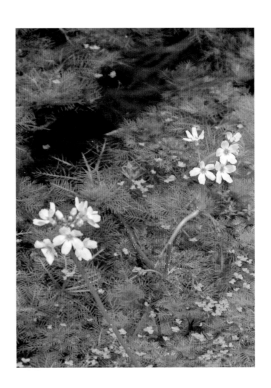

■植物観察

泉、池、小川など澄んだ水の中に浮かぶように生育
する植物。しかも20℃くらいの低水温でのみ育ちま
す。20cmほどの真っすぐに伸びた長い茎に、5枚の
花びらのある白に近い薄紫の花が、凛とした姿で
のっています。茎を中心に、円を描くように花をつ
けるため、王冠のようにも見え、非常に洗練された
印象を与えます。水上に見えるのは茎と花だけ、葉
はありますが、水中に広がっていて下から茎を支え
ています。

植 物 観 察 の ポ イ ン ト

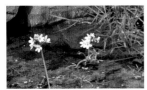

他の植物とは離れた
生育場所

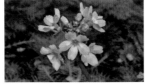

王冠のようにつく
花

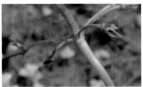

真っすぐ上に伸びた
茎

| ウォーターバイオレット
タイプのつぶやき | まわりの人達は「寂しくない?」って聞くけれど、
私は仕事も生活もひとりが一番楽。
結局本当に頼りにできるのは自分だけですから。 |

 Negative　キーワード 悲嘆

他人との関係を極力避け、
ひとりにしてくれないことを悲嘆します

まわりの人みんなによそよそしく、他人と関わること自体を疲れる行為と思っているため、親しい人間関係を築くことができません。干渉することも、されることも嫌。しかも他人が自分を汚したり、生活を乱す原因と思うため「どうして静かにしてくれないの!」と悲しみ嘆きます。ひとりでいることを自ら望んでいるため、自分を孤独や孤立しているとは思っていません。そんな態度から、プライドが高いと思われがちで、高慢な印象を与えます。

 Positive　キーワード 喜び

他人との関わりを重荷ではなく、
喜びと感じます

自信にあふれていて、美しく、静かで優雅な印象。穏やかな物腰で、とても賢く才能にも恵まれています。他人と関わることが面倒や重荷になることではなく、喜びととらえることができます。独立心と優しさを兼ね備えたバランスの良い状態で、まわりの人達も声をかけやすい雰囲気を自然と醸し出しています。さらには、人から感謝されることを心から喜べるため、労を惜しまずに尽くします。

| ウォーターバイオレットタイプの人を、
まわりはどう感じていますか? | ウォーターバイオレットのエッセンスを使うと、
どんな変化が起きましたか? |
| :) 例:物静かで気品があってとてもキレイ。
　しかも、実はとても気さくで親切な人なのよね。
:(例:いつもひとりでいるし、近寄りがたいな。
　冷たそうな感じもするし…。 | 例:ひとりでいるのが一番楽だと思っていたけれど、みんなとお喋りすると、新しい発見があって楽しい! |

○ **Work on Water Violet**
ウォーターバイオレットとアグリモニーには「人を避ける」という点が似ています。その表れ方はどのように違うか考えてみましょう。　→

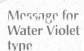

Message for Water Violet type

引きこもってばかりいないで。
他人はうるさいばかりで邪魔に思えるときもあるけれど、ひとりでは、何の喜びも学べません。
Come on, join in! Other people often seem too noisy and quarrelsome, but you won't find any joy out there on your own.

少しでも進行が滞ると自信を失い、自分自身に落胆してしまう人に

ゲンチアナ [Gentian] 　12 HEALERS

古代エジプト時代から、解毒剤など薬用に使われてきた植物。
キニーネが知られる前はマラリアの治療にも使われていたそうです。
根から作られる漢方は龍胆という名で知られ、食欲不振や消化不良の解消に用いられます。

学 名	*Gentiana amarella*
科 名	リンドウ科
和 名	西洋リンドウ
発見場所	イギリス ケント州 ウェスターハム
発 見 年	1931年9月
使用部位	茎の上部についた花
製造方法	太陽法
花の開花時期	8月～10月

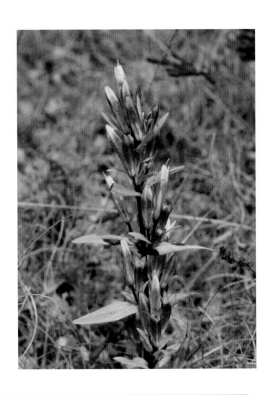

■植物観察

乾燥した土地、しかも田園を見下ろせるような眺めの良い丘の上の牧草地に生育します。夏の終わり頃に、トランペット状の神秘的な紫色の花をつけますが、この花を咲かせるために2年の年月を必要とします。葉の先は尖って濃い緑色。花はこの硬い葉に囲まれ、そのすき間から顔を出すようにして咲きます。丈は20cmほどしかないのですが、バランス良くまとまっているため、全体像は小さな木のようにも見えます。

植 物 観 察 の ポ イ ン ト

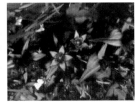

2年がかりで
咲かせる、紫の
花

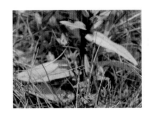

花を囲むような、
先の尖った硬い
葉

＊その他に、丘の上で生育することにも注目しましょう。

写真提供／Vicky lee

不　安　人間関係や職場での不安を感じるときに

Gentian

ゲンチアナタイプの つぶやき	何か新しいことを始めようすると、いつも問題が起きて止めざるをえません。友達は大したことじゃないと言いますが、これではもう絶対に無理です。

☹ Negative　　キーワード　疑い

些細なことで自信喪失、自分の力も疑ってしまい、目標達成できません

本当はうまくいっている、ちゃんと前進しているのに、些細なことを大きなトラブルだと思って、途中で断念、挫折してしまいます。すぐに気落ちしやすく、疑い深いため、なかなか目標達成にまで至りません。自分に自信が持てず「自分に大きいことは成し遂げられない」と思うため、すべて小さくまとまりがち。自分には「できない」のではないか、病気は「治らない」のではないかと疑い、チャレンジする前からあきらめることさえあります。

☺ Positive　　キーワード　理解

全力でチャレンジしていけば結果が得られると理解できます

自信を持って全力でチャレンジすれば、結果はどうであれ、それは失敗ではないと理解しています。強さと忍耐力があり、努力を続けていけば、最後にはかならず報われると信じて、前進していくことでしょう。さらに少し離れた所から客観的に状況を見つめることで、些細なことにいちいち動揺することもありません。信念と勇気を得ることで目標達成できるよう、このエッセンスが力を貸します。

ゲンチアナタイプの人を、まわりはどう感じていますか？

☺ 例：目標に向かってコツコツと努力している人。何かを得て成長している感じ。

☹ 例：いつもトラブルが起きたって言ってるけれど、騒ぐほどのことではないのでは？

ゲンチアナのエッセンスを使うと、どんな変化が起きましたか？

例：いつも挫折していたダイエットですが、新しい方法を見つけてチャレンジし続けていたら、少しずつ成果が感じられて、1年がかりで目標達成できました！

○ Work on Gentian

あなたの今までの人生を振り返って、どんなときにゲンチアナのエッセンスが役立ったと思いますか？　→

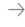

Message for
Gentian type

世の中がひどく憂うつな場所、全く希望を見いだせない場所に思えるときがあるでしょう。あなたが外側から眺めているときなら、それはなおさらです。人生の次のステージへと前進させてくれる力は、いつどんな状況にも見いだせるし、存在しているのです。

Sometimes the world seems depressing place, especially when you are looking from the outside But you can always find
something positive in every situation making it easier to move forward to the next stage of life

緊急事態のパニック、恐怖、悪夢などに用いる救急用エッセンス

ロックローズ　[Rock Rose]　12 HEALERS

ロックローズの学名Helianthemumは、ギリシャ語の「Helios（太陽）」に由来。
ラテン語では「金貨」を意味します。
この2つの意味は、黄金色に輝くように咲く花を表しています。

学　　名	*Helianthemum nummularium*
科　　名	ハンニチバナ科
和　　名	ハンニチバナ
発見場所	イギリス ケント州ウェスターハム
発 見 年	1932年
使用部位	花
製造方法	太陽法
花の開花時期	5月～8月

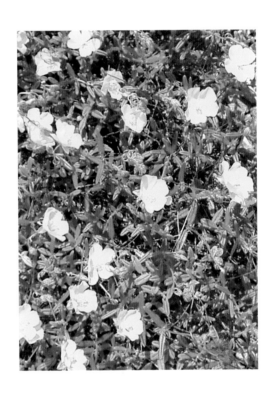

■植物観察

石灰質の丘の上に生育。丘の斜面に、小さくて黄
色の花をどんどん咲かせます。鮮やかな濃い黄色
の花びらは、丸く平らに広がり、雄しべも黄色。その
姿は黄金にも見え、草原に咲いている様子は、遠く
からは金貨が落ちているようです。しかしこの花は、
わずか1日でしぼんでしまいます。次々と新しい花を
つけてはしぼむ、それを延々と繰り返すのです。細
い茎にも細長い葉にも繊毛があり、葉は裏側まで白
い柔毛に覆われています。

植 物 観 察 の ポ イ ン ト

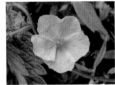

黄金色に輝く
花

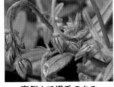

裏側まで繊毛のある
葉

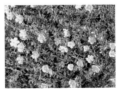

1日で枯れてしまう
花の寿命

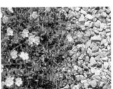

丘の斜面という
生育場所

ロックローズタイプの つぶやき	思い病気にかかるのでは、突然失業するのでは、両親が明日死ぬのではなど、次々と思い浮かんで、本当に怖いんです。怖くて何もできなくなります。

 Negative　　キーワード　恐　怖

パニック、恐怖、緊張、ヒステリー、動揺…さまざまな状態に

事故、突然発症した病気、身近な人との死別、理由は何であれ、絶体絶命の恐怖、極度の緊張に遭遇して、パニック状態になっています。あまりのことに、気絶しそうな気えする場合も。あるいは過度のヒステリーを起こします。事態はどんどん悪化するような気がして動揺し、まわりの環境に非常に敏感になっています。難産や早産の末に生まれた子供に、ロックローズのタイプが多いと言えます。

 Positive　　キーワード　勇　気

トラブルを乗り越え、前進する勇気を取り戻します

恐怖、パニックを乗り越え、冷静さと平静さを取り戻します。そして、平常心で状況に対処し、勇気を持って前進を始めます。

> このエッセンスは緊急時に使用するファイブフラワーエッセンスのひとつです。意識を失っているときは、唇に垂らすと良いでしょう。病気やケガをした本人だけでなく、動揺した周囲の人にも用いられます。

ロックローズタイプの人を、まわりはどう感じていますか？

☺ 例：どっしり落ち着いていて、頼りがいのある人。

☹ 例：パニックになっているみたいだけど、いったいどうしたっていうの？

ロックローズのエッセンスを使うと、どんな変化が起きましたか？

例：目の前で交通事故が起きてしまい、もうビックリして心臓が止まりそうでした。ロックローズのエッセンスを飲むと気持ちも落ち着き、自分で運転して帰りました。

○ **Work on Rock Rose**
ミムラスもロックローズも共に恐怖を感じるときに用いられます。その違いは何でしょうか？　→

Message for Rock Rose type

生死を脅かすような怖い経験に立ち向かわなくてはならないときがあります。たとえ危機が目の前に迫っても、人生に信念があれば、乗り越える勇気がわくでしょう。

Sometimes we have to face terrifying experiences which tests our very survival. Faith in life will give you the courage to help you cope, even when the danger is very real.

オリジナルの
フラワーエッセンス記録を作りましょう

Flower Essence Lesson

フラワーエッセンスの学び方、選び方、使い方に、決まったルールはありません。
この本を参考にしながら、あなた自身の方法を作り上げていってください。
そして、フラワーエッセンスをより深く理解するために役立つのが、オリジナルのエッセンス記録です。
どんなときに、どのエッセンスを用いて、どのような変化を感じたか。
下記を参考にケーススタディを記録してみましょう。

●エッセンス

私 ……………………… セントーリー　　　友人の綾子 ……………………… ヴァーベイン

●状況
2人で連休の旅行を計画しているとき

●具体的な出来事
連休に行く温泉旅行の相談をするために会ったのに、すでに綾子は2人分の予約を済ませていました。海沿いにあるスパつきのホテルで、電車の予約までしています。私はゆっくり自分のペースで好きな所を回りたいから車がよかったし、本当は山の中の温泉に行きたかったのに…。

●自分はどう対応したか、他の人の対応はどうか
綾子は「すごく素敵な人気の場所よ、あなたも気に入ったでしょ!」と、私の意見なんて最初から聞くつもりはなかったみたいです。もう予約までしているし、ケンカもしたくないので、そのまま綾子の案で行くことにしました。

●どう感じたか
家に帰ると、だんだん綾子に腹が立ってきました。私の意見なんて、まったく聞くつもりはないし、なんでも勝手に決めてしまうし。でも、何も反論できなかった自分にも自己嫌悪です。予約してあっても「本当はここに行きたかった」と言えばよかった…。

●このエッセンスを選んだ理由
私[セントーリー] 本当はちゃんと意見があるのに、それを言えずに、結局他の人の意見に従ってしまうから。

綾子[ヴァーベイン]自分の考えていることが一番正しくて、私も同じように考えていると思い込んでいるから。

●エッセンスを使ったあと、どうなったか
私はゆっくりしたペースで旅行したいこと、本当は山の中の温泉に行きたかったことを話したら、綾子も余裕をもったスケジュールに変更してくれました。そして、今度休みが取れたら温泉に行くことにしました。

７ヘルパーズ
THE SEVEN HELPERS

長年の積み重ねで慢性化してしまった
心のアンバランスを癒してくれる7ヘルパーズ

バッチ博士が1933年から1934年に発見したフラワーエッセンスが、これから紹介する「7ヘルパーズ」。バッチ博士は最初に発見した12ヒーラーズを使ってトリートメントを行っていくうちに、正しくエッセンスを選んでいるのに、患者の状況が改善しないことに気づきます。それは、慢性的な病気に苦しんだり、バランスの悪い生活を長く続けている人は、それが基本の性格にしみついてしまっていることが原因でした。そして、そのような状態を改善したいと思って、この「7ヘルパーズ」を発見していったのです。

「7ヘルパーズ」は、絶望感や疲労など、長い時間をかけて積み重なってしまった、慢性的な状態を癒すためのエッセンス。その状態は慢性化し過ぎて、自分でさえ性格の一部のように感じてしまうかもしれません。でもよく自分の状態を見つめてみましょう。そうすると「7ヘルパーズ」は赤ちゃんや小さな子供には見られない状態、つまり、生まれつき持っている性格にはない状態だとよく分かります。

あきらめ、悲観的になった心に、再びやる気と勇気を与えます

ゴース [Gorse] 7 HELPERS

バッチ博士は長い間、病気を患ってきた人々にふさわしいエッセンスを作りたいと思い、
太陽の光のような力をもたらす植物を探していました。そして出合ったのがこのゴース。
オランダ経由のラテン語「ゲニスタ(genista)」が蘭学書に「エニスダ」と紹介され、
和名の「エニシダ」になったという説もあります。

学　名	*Ulex europaeus*
科　名	マメ科
和　名	ハリエニシダ
発見場所	イギリス バークシャー州マーロー
発見年	1933年4月
使用部位	短い茎つきの花
製造方法	太陽法
花の開花時期	年間を通して開花(最盛期は5月〜6月)

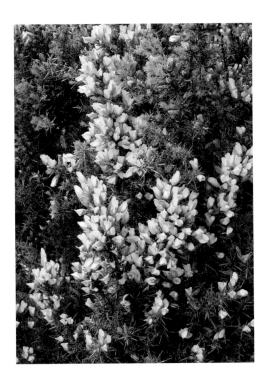

■植物観察

イギリス全土に見られる植物で、とくに乾燥した土地
に生育。常緑低木で背丈は2mほど。10〜20cmほど
の鋭いトゲのような葉に覆われています。良い香りの
する黄金色の小さな花をつけ、5〜6月にはこの低木
全体を包むほどの満開に。この黄色の花は、なんと
雪の季節にも見ることができます。トゲトゲした葉は、
刺さったり、服に引っかかって面倒ですが、花を動
物から守るという大切な役割があります。その葉を
よけて内部を見ると、枯れ枝が隠れています。

植 物 観 察 の ポ イ ン ト

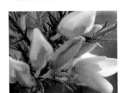

真冬でも見られる黄色の
花

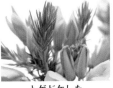

トゲドケした
葉

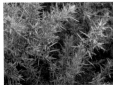

内側に潜んでいる
枯れ枝

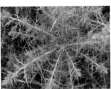

中は真っ暗の
茂み

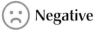 **不 安** 人間関係や職場での不安を感じるときに

Gorse

ゴースタイプの つぶやき	いろんな方法で病気を治そうとしたけれど、 全然良くならない。本当は治る見込みなんてないのよ。 疲れたし、もうどうでもいいわ…。

😞 Negative キーワード **絶 望**

悪い状態が長く続いたために、
あきらめきって絶望的な気分

長期的に悪い状況が続いている、病気を患っていることが原因で、すでにあきらめ、**絶望的な気持ち**になってしまっている状態。改善しよう、治そうという意志がなくなっています。自暴自棄、**慢性的な憂うつ状態**とも言えるでしょう。まわりの期待や励ましに応えるふりはしますが、**心の中ではやる気を完全になくしてしまっています**。すでにあきらめきっているため、現状に対する不平さえもらさず、それが自分の性格だと思い込んでいます。

😊 Positive キーワード **復 活**

絶望的な状況にも希望を見いだし、
復活して前進します

絶望的な状況の中でも決してあきらめず、希望の光を見つけ、それに向かって**チャレンジを繰り返します**。ポジティブな状態では、困難が目の前に現われても、それを乗り越えるため、打ち勝つための、**強い意志とバイタリティ**を備えています。自分の内側から、その強さと希望が湧き出るのを感じることができるため、自分にもプライドが持てるようになり、さらにはまわりの人にもその希望を分け与えられるでしょう。

ゴースタイプの人を、 まわりはどう感じていますか？	ゴースのエッセンスを使うと、 どんな変化が起きましたか？
😊 例：前向きに取り組んでいて、見てて清々しいわ。 　　私まで元気をもらったみたい。 😞 例：元気がなくて、すべてにやる気をなくしている 　　みたい。きっと良くなるはずなのに。	例：一生、この虚弱な体とつき合っていくのだな…と思っていたけれど、新しい趣味を始めたら、元気が出てきたみたい。

○ **Work on Gorse**

ゴースとゲンチアナは、両方とも憂うつ
な気持ちや落ち込んだときに適してい
ます。その違いは何だと思いますか？ →

Message for
Gorse type

すべてが絶望的に思え、もう頑張っても仕方がないように思えるときがあります。けれども、
どんなときでも微かな希望はどこかに残されていて、それが火つり役となり、希望は再び力強
く育っていくのです。

Soon there will be little like worldview. It is not that there is no hope until by being removed. And there is always a spark of hope,
to find somewhere and from this spark, hope can grow again.

自分の限界を超えるまで、常に頑張り過ぎてしまう人に

オーク [Oak] 7 HELPERS

オークはイングランドの国樹であり、英国騎馬義勇兵の紋章にも使われています。
学名の「robur」は「頑丈」という意味。
その頑丈さから、オークは船、教会、家、家具などに用いられてきました。
イギリスでは「King of forest（森の王）」とも呼ばれています。

学 名	*Quercus robur*
科 名	ブナ科
和 名	ヨーロッパナラ
発見場所	イギリス バークシャー州マーロー
発見年	1933年5月
使用部位	茎つきの赤い雌花
製造方法	太陽法
花の開花時期	4月〜5月

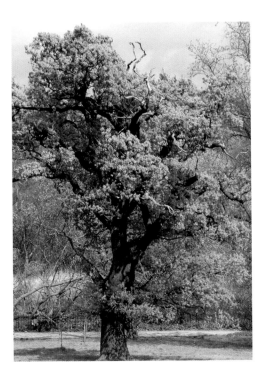

■植物観察

英国全域に生育する、樹齢数百年というのも珍しくない巨木。高さは30〜55mほどもあり、1本のオークの木には約300種の動物が棲みついています。エッセンスには、2〜3cmの花弁のない雌花が使われます。近づいて見ると、古木の幹には空洞があり、枝は枯れて折れています。それでも生き延びているのは、地表に出ている部分と同じ深さと広さを持つ根を、しっかりと地下に根づかせているからです。

植 物 観 察 の ポ イ ン ト

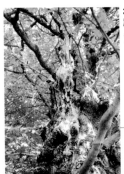

300種もの
動物を養う
全体像

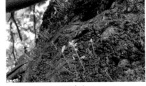

頑丈な
幹や**枝**

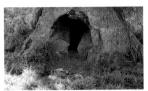

しっかりと根づいた
根

＊この他にも、枯れて**折れた枝**や**空洞**にも注目しましょう。

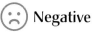 あきらめや悲観、絶望感を感じるときに　　　　　　　　　　　Oak

オークタイプの つぶやき	明日は大切なお客様を招くのに、どうして風邪なんて引いちゃったのかしら。でも大丈夫。頑張って今からやれば、ひとりでもちゃんと準備できるわ。

Negative　キーワード 我慢しすぎ

決して弱音を吐かず、心身共に頑張り過ぎ、我慢し過ぎです

決して弱音を吐かない頑張り屋さん。でも頑張り過ぎ我慢し過ぎで、体を壊しかねません。人には心身共に限界があることを受け入れず、頑固に頑張り続けてしまうのです。責任感も人一倍強く、他人に助けを求めることも、他人を責めることもないため、気づいたときには過度な責任を負ってしまいがち。そして、その責任が果たせないと、オーバーワークであるにもかかわらず、自分自身を責めてしまいます。

Positive　キーワード 許容

自分の限界を知り、ときにはリラックスすることを受け入れます

古い言い伝えに「大きなオークも小さなどんぐりから育つ」という言葉があり、これはオークタイプの強く、包容力があり、忍耐強い性質を表しています。脇目もふらずに突き進み、常に頑張り過ぎてしまうオークタイプも、ポジティブな状態では、一歩引いて自分の限界を認めることを思い出すでしょう。頑張り続けるには、ときにはリラックスすることも必要。オークが体を壊したら、頼りにしているたくさんの人が困るのですから。

オークタイプの人を、まわりはどう感じていますか？

☺ 例：頼りがいがあって優しくて、そばにいるだけで誰でも安心感に満たされます。

☹ 例：手伝うって言っても、いつも「全部ひとりでできる」って言われちゃうのよね。

オークのエッセンスを使うと、どんな変化が起きましたか？

例：有給休暇を取るなんて気がすすまなかったけれど、これからさらに頑張るために、1週間旅行に行ってリフレッシュしようと思います。

○ **Work on Oak**
オークタイプとゴースタイプは正反対と言えます。さまざまな状況を想定して、それぞれどんな反応をするか想像してみましょう。 →

Message for Oak type

常に人の役に立ち、不平不満すら漏らさない姿は、素晴らしいことですが、自分を顧みなければ、結局は誰の助けにもなれません。

helping everyone and never complaining is admirable, but if you don't look after yourself, in the end you wont be able to help anyone.

孤独が耐えられず、誰でもいいから一緒にいて欲しいと思う人に

ヘザー [Heather] `7 HELPERS`

バッチ博士は、自分のことばかり話し続ける女性に出会ったときに、
ヘザーのエッセンスを発見したと言われています。そしてその女性の好きな花もヘザーだったそうです。
ハーブティーでは「美白のお茶」と呼ばれていて、利尿作用も併せ持ちます。

学　名	*Calluna vulgaris*
科　名	ツツジ科
和　名	ヒース
発見場所	イギリス バークシャー州マーロー
発見年	1933年9月
使用部位	満開の花（正午過ぎも作られます）
製造方法	太陽法
花の開花時期	8月〜9月

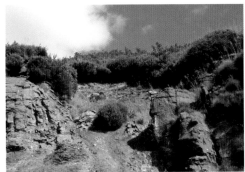

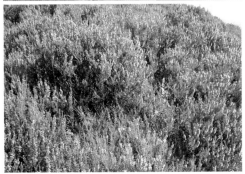

■植物観察

イギリス全域のやせた土地に生育する常緑低木で、背丈は60cmほど。茎も葉も硬く、4枚の花びらがある、ピンクかがった紫色の小さな花をつけます。真夏の最盛期には荒れ地を覆いつくすように、その花を咲かせます。どんどんと生育場所を広げるため、気づくとまわりの植物はヘザーに囲まれ、辛うじて顔を出しているようにも見えます。やせた土地にも長く生育する植物で、砂地は、このヘザーの根に覆われることで、侵食を逃れます。

植 物 観 察 の ポ イ ン ト

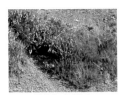

低くガッシリした
硬い茎と硬い葉

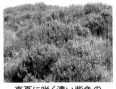

真夏に咲く濃い紫色の
花

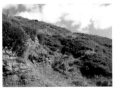

どんどんまわりに広がる
繁殖状態

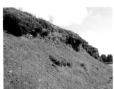

砂地を覆うやせた土地にも育つ
生命力

孤独・苛立ち 孤独、苛立ちを感じるときに

Heather

ヘザータイプの つぶやき	私は人と話すのが大好き。ちょっと時間ができると 友達に電話して、悩みを聞いてもらいます。 だって友人同士のコミュニケーションって大切だもの。

 Negative　　キーワード 自己中心的

話すことは自分中心のことばかり、
他人を気遣う様子はありません

ひとりでいるのに耐えられない寂しがり屋、しかも仕切り屋です。自分のことを喋り出すと止まらないのに、他人の話には耳を貸しません。自分の身の回りに起きた些細なことには素早く反応するのに、まわりの人の感情には気づかない…。そんな態度が、一番嫌いな孤独を自ら招いていることに、残念ながら気づいていません。「私は…私が…私の…」の連続に、まわりの人はウンザリです。

😊 **Positive**　　キーワード 無私、緩和

自分中心の考えや行動は緩和され、
他人のために身をていして行動します

ネガティブな状態のときは自分ばかりに向いていた関心が、ポジティブな状態になると他人に向けられ、良い聞き役となります。自分が孤独を嫌い、他人に「こうして、ああして」と思っていた欲求を、今度は他人に与えるようになります。心は落ち着き、他人に注意を注ぐようになると同時に、全体が見え、まわりと連帯感を持ちながら行動するように。さらには、人のために喜んで身をていします。

ヘザータイプの人を、 まわりはどう感じていますか？	ヘザーのエッセンスを使うと、 どんな変化が起きましたか？
😊 例：聞き上手だし、行動力も抜群。親身に相談に乗ってくれ人の気持ちが分かる人。 ☹ 例：いつも電話してくるけど、自分のことばかり。私の話をしても真剣に聞いてないみたい。	例：おしゃべりが楽しくて、つい自分ばかり話していたけど、この前は友人の悩み事をじっくり聞いてあげたら、とても感謝されてなんだかうれしかったわ。

○ Work on Heather

ヘザータイプとウォーターバイオレットタイプの人が、ルームメートになったらどうなると思いますか？　想像してみましょう。

→

Message for
Heather type

他人の人生に関わることは、自分はひとりではないことを実感できる助けになるかもしれません。でも、自分で心の平安を見いだし、常に他人に干渉することなく、ひとりでいることに居心地の良さを感じられない限り、孤独はいつまでも消えません。

Getting involved in other people's lives helps you feel your aren't alone, but loneliness only leaves us when we can find peace and be comfortable on our own, without needing to be involved with others all the time.

常に完ぺきを目指し、厳しすぎる決まり事を自分に課してしまう人に

ロックウォーター　[Rock Water]　7 HELPERS

ロックウォーターとは岩清水のこと。
38種のエッセンスの中で、唯一、植物以外から作られています。
バッチ博士は、始めにゴース、オーク、ヘザー、ロックウォーターを4ヘルパーズとし、
その後ヴァイン、オリーブ、ワイルドオートを加えて7ヘルパーズを完成させました。

学　　名	-------
科　　名	-------
和　　名	岩清水
発 見 場 所	イギリス 南ウェールズ州クリックハウエル
発 見 年	1934年
使 用 部 位	岩清水を太陽の下に1時間以上置く
製 造 方 法	太陽法
花の開花時期	-------

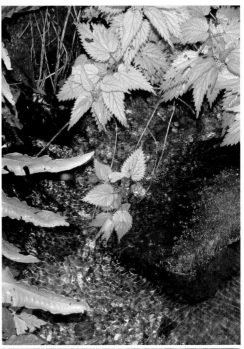

■観察

地球上の水が、液体、気体、固体と柔軟に姿を変えながら循環する様を確認することが、ロックウォーターの観察になります。まず、海から立ち上った水蒸気が雨雲となり、地上に雨や雪を降らせ、その雨や雪は地面に吸収され、地下のフィルターを通って浄化されます。そして清らかになった水は、岩の間から湧き出します、それがロックウォーター(岩清水)です。ロックウォーターはその後、小川となり河となり、そして海へと戻るのです。

観 察 の ポ イ ン ト

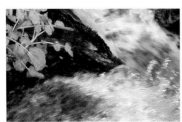

自由に姿を
変えながら
流れる
水

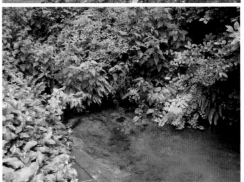

ロックウォータータイプの つぶやき	私は毎日6時に起きて、ヨガをしてから会社に行きます。翌日に支障が出るので、平日はお酒も飲みません。仕事で成果を出すためにはあたり前です。

😦 Negative　　キーワード 自己否定

常に自分に厳しく、自己否定することでさらに良くなると考えます

完ぺき主義かつ理想主義。厳しい決まり事を自分自身に課し、ストイックな生活を送っています。仕事の成果など目標を定め、生活の中での喜びや楽しみは、その邪魔になると考えて否定。人々のお手本になることを望んでいますが、ネガティブな状態だとかたくなになり過ぎて、必要以上に禁欲的になってしまいます。本来の目的より、自分に課したルールを守ることが優先となり、社会の中での協調性を失うことさえあります。

😊 Positive　　キーワード 自己容認

自分自身への批判を和らげ、本来の自分もまわりの人々も容認します

かたくなな心を緩め、人は皆完ぺきではないことを理解しています。ポジティブな状態では肩の力が抜け、心の余裕が生まれることで、柔軟に自分自身やまわりの人々、環境を受け入れられることでしょう。さらには、人生に起きるすべてのことは、人生の学びであり、それと共に流れて生きること、人生の変化に順応することをよく理解できます。

ロックウォータータイプの人を、まわりはどう感じていますか？	ロックウォーターのエッセンスを使うと、どんな変化が起きましたか？
😊 例：目標達成のために頑張っていて尊敬するな。私も見習いたいわ。 😦 例：決まり事がたくさんあるのね。なんだか一緒にいると息が詰まりそう。	例：毎晩11時に就寝するために、毎日会社から真っすぐ帰宅していたけれど、最近は会社の人と外食したりしています。同僚の意外な一面が見られて楽しいです。

○ Work on Rock Water

スポーツ選手の中で、ロックウォータータイプだと思う人は誰だと思いますか？　その人はまわりにどんな影響を与えると思いますか？

→

Message for
Rock Water type

流れに身を任せましょう！　柔軟な心を持って、自分を厳しくしすぎるのも、他の人に規則正しい生活を求めるのもやめましょう。リラックスすることも、楽しむことも、羽目をはずすことだってときには必要なのです。

 Go with the flow! Don't be so strict with yourself, and don't expect others to always follow a disciplined life, sometimes we need to relax, have fun and even rebell

支配的、威圧的な態度で人をコントロールしたがる人に

ヴァイン [Vine] 7 HELPERS

Vineとは英語で「ブドウの木」の意味。
ワインやブランデーの原料となり、その種からはグレープシードオイルが抽出されます。
記録に残るもっとも古い植物のひとつで、聖書の中にも登場します。
バッチ博士は、このエッセンスをスイスの友人に頼んで抽出し、送ってもらいました。

学 名	*Vitis vinifera*
科 名	ブドウ科
和 名	野ブドウ
発見場所	スイス
発見年	1934年
使用部位	花をつけた房
製造方法	太陽法
花の開花時期	(地中海地域では)4月〜5月

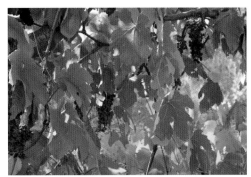

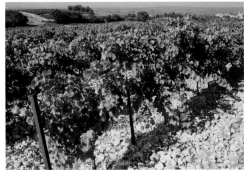

■植物観察

温暖な気候の土地に育つ、ツル状の葡萄性植物。
数十年の寿命、野生のものだと数百年の寿命があ
ります。野生のヴァインの茎は10〜20mほどにも成長
し、近くにあるものに、どんどん巻きついて成長しま
す。花はとても小さく緑色、葉はハート型、茎にも葉
にも繊毛はありません。野生のヴァインと栽培されて
いるヴァインでは、その生育状態に違いがあり、野生
のものは自由に伸び伸びと成長し、人に栽培されて
いるものは刈り込まれています。

植 物 観 察 の ポ イ ン ト

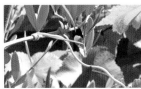

まわりにどんどん絡みつく
ツタ

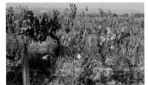

何百年も続く
寿命

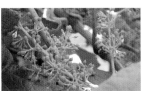

ワインやブランデーの原料となる
実

＊この他に、根元から落ちる花や、野生のヴァインと人に栽培されているヴァインの生育状態の違いについても注目してみましょう。

（他人のことを気にし過ぎ） 他人のことを気にし過ぎていると感じるときに　　　　　　Vine

ヴァインタイプの つぶやき	私は昔からリーダー的な役割が得意です。 私の指示に従ってもらえれば、ほとんどのことはうまくいくし、 反論する人もほとんどいないからでしょう。

 Negative　キーワード　**支配**

まわりの人を思いやらず支配的、 つい威張ってしまい命令口調に

自分が考える目的のために、他人をコントロールして支配し、威圧的な態度で接します。他人に自分の要求ばかりを言い、他人の行動には批判的、なかなか満足ができません。子供が「～したいよ」と言うと、頭ごなしに「いけません!」と叱り、その理由は説明しません。小さい頃から支配され続けて大人になると、このような態度をとることがあるのです。支配したがる心の裏側には、支配されることの恐怖が隠されているからでしょう。

 Positive　キーワード　**自由**

自由な心で自分の道を進む、 理解と包容力のある真のリーダー

何にも縛られることも抑圧されることもなく、自らの意志で自由に道を選び進んでいるため、とても伸び伸び生き生きとしています。自分に自信があるため、他人を無理に支配したり、威圧することを必要としません。寛大で理解があり、他人の意志を尊重する、真のリーダーとして認められることでしょう。さらには、豊かな心とその包容力で、自然とまわりを統率するようになり、より良い方向へと導いていきます。

ヴァインタイプの人を、 まわりはどう感じていますか?	ヴァインのエッセンスを使うと、 どんな変化が起きましたか?
☺ 例:リーダーシップがあって頼りがいがある人。 彼女がいるとチームもまとまるわ。 ☹ 例:どうしていつも威張って命令するのかしら。 私は望んでいないのに。	例:今まで、仕事の手順は全部私が決めていましたが、新しい意見を取り入れたら、そちらが効率が良いことが分かりました。今度から、みんなに意見を出してもらおうと思います。

○ Work on Vine
ヴァインタイプの母親に育てられた子供は、どのように成長すると思いますか? 小さいときから大人になるまでを想像してみましょう。　→

Message for Vine type

人は、統率力ある強い存在に魅かれがちですが、成功のために自分より弱い存在を支配しようとしてはなりません。

People are attracted to strong characters with big plans, but we mustn't be tempted to dominate weaker characters than ourselves just to get what we want done.

精神的にも肉体的にも疲労困ぱい、「これ以上頑張れない」と思うときに

オリーブ [Olive] 7 HELPERS

オリーブの枝は古代から平和の象徴、国連のマークにも用いられています。
オリンピックの勝者には、オリーブで作った冠が捧げられたことも有名。
オリーブの実は、栄養豊かなオリーブオイルが作られます。
バッチ博士は、このエッセンスをイタリアの友人に頼み、抽出してもらいました。

学　名	*Olea europaea*
科　名	モクセイ科
和　名	オリーブ
発見場所	イタリア
発見年	1934年
使用部位	花をつけた房
製造方法	太陽法
花の開花時期	5月～6月

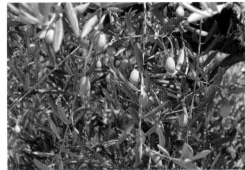
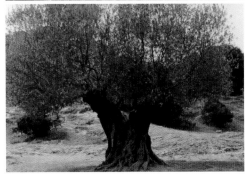

■植物観察

地中海が原産。水がないような土地でも育ち、干ば
つにも強く、強い太陽の光のもとに自生しています。
高さは5～15mほど。ゆっくりと成長し、何百年もの
寿命があります。年をとった幹は空洞になり、枝はね
じれ、切り落とされても、翌年には芽吹き、小さなク
リーム色の花をたくさんつけ、次々と実をつけます。
葉には繊毛がびっしりとあり、グレーに見えるほど。
樹皮も薄いグレーで、乾燥した肌のように見えます。

植 物 観 察 の ポ イ ン ト

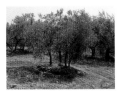
強い太陽の光を受け、水のない
生育環境

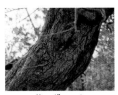
薄いグレーの
樹皮

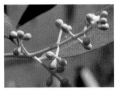
次々と実らせる
実

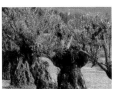
切り落としても芽吹く
生命力

興味がない 現状に興味がないと感じるときに　　　　　　　　　　Olive

オリーブタイプの つぶやき	子供が生まれたのと同じ時期に家業も忙しくなり、 毎日クタクタです。1日でいいから、 ゆっくり好きなだけ眠らせてほしい…。

 Negative　　　キーワード 疲労困憊

長い間、心身を酷使し過ぎたために疲労困ぱい。自信もなくしています

働き過ぎ、病気、悲しみ、心配、過度のストレスなど、さまざまな理由が原因で疲労困ぱいしている状態。忙し過ぎて、休息する暇も気分転換する暇もなく、気づいたらボロボロに。顔色も悪く、皮膚も髪の毛も乾燥して潤いをなくしてしまっています。あまりの疲労で消耗しきっているため、生きていく気力も喪失。このまま生きて行くことに自信をなくし、自分を弱い人間だと感じて、他人にすがろうとします。

Positive　　　キーワード 健康と幸福

バイタリティーが甦り、生命力にあふれ健康的。幸福感に満ちています

ストレスに負けない、強いエネルギーの源を体の中に持っています。ネガティブの状態では、まるで災害後のように疲れきって何もしたくないし、できなかったけれど、ポジティブの状態では本来持っているバイタリティーが甦り、ゆっくりと回復していくことでしょう。さらには、そのバイタリティーと生命力で、まわりの人にも元気を与え、幸福な気持ちにします。

オリーブタイプの人を、 まわりはどう感じていますか？	オリーブのエッセンスを使うと、 どんな変化が起きましたか？
☺ 例：いつも元気で幸せそう。 　　　あの人といるとパワーがもらえるわ。 ☹ 例：忙しいのは分かるけれど、 　　　なんだか疲れ切ったおばあちゃんみたい。	例：地震のあと片づけがあまりにも大変で、心身共にもう立ち直れないと思い込んでいました。でも少しずつですが生活を始めるにつれて、やり直す元気が沸いてきました。

○ **Work on Olive**
オリーブタイプもオークタイプも、共に
疲労しています。その疲労の違いは
何でしょうか？　　→

 Message for
Olive type

現代社会を生きる私達は、ときにストレスを感じるだけにとどまらず、心身ともに疲労困ぱいし、病気になってしまうこともあります。またあなたが元気を取り戻し、自分の強さを再発見できるまで、誰かに頼ってもいいのです。

Modern life sometimes pushes us beyond feeling stressed to real exhaustion and illness. You might need to ask others for some help while you recover and find your strength again

希望はあるのに、優柔不断で自分の進むべき道が見えないときに

ワイルドオート　[Wild Oat]　7 HELPERS

バッチ博士が7ヘルパーズの最後に発見したエッセンス。
学名の「Bromus」はギリシャ語でオート麦の意味ですが、穀類のオート麦とは違う種類です。
バッチ博士は、自分に必要なエッセンスが決定できないとき、
まずワイルドオートを数週間使うことを勧めています。

学　名	*Bromus ramosus*
科　名	イネ科
和　名	スズメノチャヒキ
発見場所	イギリス オックスフォード州 ソットウェル
発見年	1934年
使用部位	花粉が飛び始めたら、花の咲いた穂先を摘んで使用
製造方法	太陽法
花の開花時期	7月〜8月

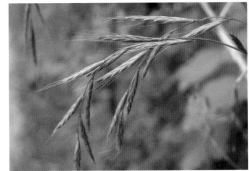

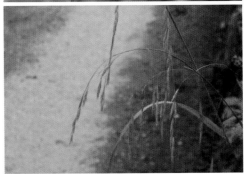

■植物観察

イギリス全域に生育する植物で、群生することはなく、道端にポツポツと育ちます。イネ科の植物ですが、麦や米のように食物としては利用されないので栽培されることはありません。丈は1m以上にもなり、幅1.5cmほどの細長い葉、繊毛がびっしりある茎を持っています。花は花びらがなく緑色、うなだれるように穂が垂れ下がり、風に吹かれゆらゆらと揺れています。花の咲く時間は極端に短く、数時間か長くても1日です。

植 物 観 察 の ポ イ ン ト

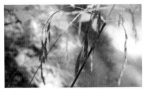

うなだれて揺れている
穂

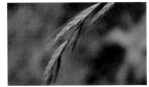

花びらがなく緑色の
花

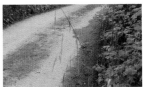

群生することのない
生育状態

＊他にも繊毛がびっしりある茎にも注目しましょう。

ワイルドオートタイプの つぶやき	フリーターですが、やりたいことやアイデアはたくさんあります。 今はどれかに決められないだけです。 近いうちに大きなことをやって皆を驚かせますよ。

 Negative　　キーワード あいまい

すべてに対してあいまいで、人生の方向性が見えません

自分の能力と考えの中から、本当に自分に適切だと思うものが選べず、将来像を具体的に描くことができません。とはいえ、自分を無能だと思っているわけではなく「本当は私には実力がある、今いる場所は本当の場所じゃない、もっと私にふさわしい場所がある」と思っています。ふらふらと優柔不断で方向性が定まらないので、他人の意見に従ってはみるものの、それでは満足できず、よけいに不満が募ってしまいます。

 Positive　　キーワード 明確な方向性

人生に対して明確な方向性が見え、その目的に向かって前進します

人生において、何か大きなことを成し遂げたいと大志を抱いています。そして人生の目的、進むべき道を見極め、それに向かって前進します。現状は理想的な環境でなくても、目標のための糧と考え、乗り越えることでしょう。ワイルドオートのネガティブな状態は思春期の子供にも、よく見られます。そんなときはこのエッセンスが、方向性を見つけるためのあと押しをしてくれるでしょう。

ワイルドオートタイプの人を、 まわりはどう感じていますか？	ワイルドオートのエッセンスを使うと、 どんな変化が起きましたか？
☺ 例：目標に向かって努力している人。 　　将来、大きいことを成し遂げそう。 ☹ 例：将来の話をするけど、言うことがいつも変わるのよね。具体的に何かしているようでもないし。	例：今までやったアルバイトの中から、一番やりがいを感じた仕事を選んで、スキルアップすることにしました。プロとして通用するよう頑張ります。

○ Work on Wild Oat
迷ったときに使うエッセンスは、他にセラトーやスクレランサスがあります。これらとワイルドオートの共通点と相違点は何でしょうか？

→

Message for
Wild Oat type

たくさんの意見や選択肢に囲まれていると、どちらへ進めば良いのか、人生で何をすべきか、決断が難しいことでしょう。意を決したら、本来なすべきことに取り掛かりもせず、ただ時間を費やしてばかりいないで、選んだ道に向って突き進んで。

with so many ideas and choices it can be hard to really decide which way to go and what to do with your life.　Make you choice and get going, don't waste too much time on the sidelines not getting started with your life.

フラワーエッセンスを理解するためのレッスン

Flower Essence Lesson

フラワーエッセンスをより深く理解するための練習問題です。これが「正解」という答は
ありませんから、自分なりの観察力や洞察力を発揮して、答を導いていきましょう。

Lesson1.
各フラワーエッセンスのタイプだと思う
身近な人、有名人、ドラマの主人公などの
名前を書き出して、その理由を考えてみましょう。

[例]●インパチェンスタイプ

身近な人　　　会社の先輩

仕事はできる人だけれど、自分の予定通りに
いかないとイライラしてまわりにあたるから。

有名人　　　織田信長

「泣かぬなら殺してしまえホトトギス」という
言葉から、気が短くてすぐに怒るような気が
するから

Lesson2.
下記の植物の花には、すべて色があります。
色別に分けて、フラワーエッセンスのタイプ
にどのような特徴があるか考えてみましょう。

インパチェンス、ミムラス、クレマチス、
アグリモニー、チコリー、ヴァーベイン、
セントーリー、セラトー、スクレランサス、
ウォーターバイオレット、ロックローズ、
ゴース、ヘザー、ヴァイン、ワイルドオート

Lesson3.
あなたの身近な人、あるいはあなた自身よく口に
する言葉はありますか? そのログセは、どのフラワ
ーエッセンスの状態を表していると思いますか?

[例]

私 あ〜集中できない! **➡ホワイトチェストナット**

母 あっ! またやっちゃった! **➡チェストナットバッド**

弟 僕にはできないよ〜 **➡ラーチ**

Lesson4.
自分の好きなところ、嫌いなところを具体的に書き出し
てみましょう。好きな点と嫌いな点は、それぞれどのフラ
ワーエッセンスのタイプを表していると思いますか?

[例]

好きな点

あきらめずに最後までやり遂げる

➡エルムのポジティブな状態

嫌いな点

人に影響されやすく、自分の意見が定まらない

➡ウォールナットのネガティブな状態

Lesson5.
大きなイベントの前は、誰でも神経が過敏になり、
心のバランスが崩れやすくなります。そんなときにどんな
フラワーエッセンスを使えばいいか、考えてみましょう。

[例]夫の上司夫婦を招いての食事会

1ヵ月前

料理は苦手だけど、大切なお客様だからこれを
機にインテリアも替えようかしら　**➡クレマチス**

1週間前

何を作るか決まらない、模様替えも終わってな
いわ……どうしよう　**➡ホワイトチェストナット**

3日前

こんなに大変なのに誰も手伝ってくれない。
大変なのは私ばっかり!　**➡ウィロウ**

前日

いいから私の言う通りに、これを全部、今日中
にやって!　**➡ヴァイン**

当日

準備はできたけれど、何か足りないかもしれな
い……心配だわ　**➡アスペン**

セカンド 19
THE SECOND 19

普段の生活の中で起こるさまざまな感情を癒してくれる
そんな身近なサポーター的存在がセカンド19

バッチ博士が1935年の3月から8月に発見したフラワーエッセンスが、これから紹介する「セカンド19」。バッチ博士は「12ヒーラーズ」と「7ヘルパーズ」を南イングランドとウェールズを旅しながら約6年の年月をかけて発見しました。その後、トリートメントを行う場所を、イギリス オックスフォード州のソットウェルに決めて、その地でわずか半年の間に「セカンド19」を完成させます。

その理由は、基本的な性格によるネガティブな状態、長期にわたる困難によって起こるネガティブな状態以外に、普段の生活に関する心理状態も影響すると、バッチ博士は気づいたから。そんな私達が日常の中で直面する感情、精神的な問題を癒すフラワーエッセンス、それが「セカンド19」なのです。

「セカンド19」はホワイトチェストナット以外、すべて煮沸法(12ページ参照)で作られます。なぜなら、外部からの影響による人生の問題に立ち向かうには、太陽の光より強力なパワーとエネルギー、火力が必要と考えたからです。

感情が抑制できず、恐ろしい行動を起こすような気がするときに

チェリープラム [Cherry Plum] SECOND 19

バッチ博士は、このエッセンスを自らの体験から見つけました。
自分の掲げた壮大な仕事に対する焦燥感から、
不安と絶望、神経痛と頭痛に苦しみ「私は気がおかしくなるのでは…」と思ったそうです。
その衝動を癒したのが、早春に美しく咲くこのチェリープラムでした。

学 名	*Prunus Cerasifera*	
科 名	バラ科	
和 名	ベニバスモモ	
発見場所	イギリス オックスフォード州ソットウェル	
発 見 年	1935年3月〜8月	
使用部位	15cmほどの花のついた小枝	
製造方法	煮沸法	
花の開花時期	2月〜4月	

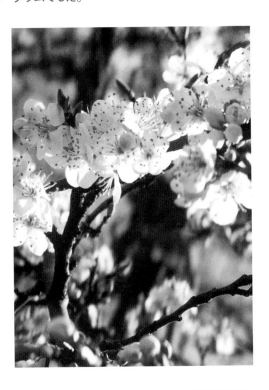

■植物観察

バラ科サクラ属の植物、その姿は桜によく似ています。イギリスへは果実を得るために、バルカン半島から輸入されました。高さは3〜8mほど、イギリスでは生け垣としてよく使われます。枝は真っ黒、それと対照的に花は真っ白。白い5枚の花びらに黄色の雄しべが飛び出し、よく目立っています。遠くから見ると白い花が雲のように見え、とても美しいのですが、近くで見ると、小枝がうっそうと生い茂り、枝全体の形をはっきりと、とらえることができません。

植 物 観 察 の ポ イ ン ト

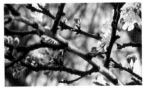
黒くザラザラとした印象の
枝

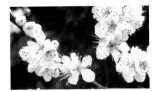
真っ白な
花

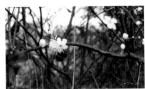
肌寒い早春の
開花時期

日常の恐れや突発的な恐怖を感じるときに　　　　　　　　　　Cherry Plum

チェリープラムタイプの つぶやき	私は先週大きな失恋をして、とても落ち込んでいます。 このままでは、何かとんでもないことをしてしまいそうで 自分が怖いのです。

 Negative　　キーワード　絶 望

精神的なストレスから絶望し、感情の抑制ができません

私はこのまま精神的に破綻するのでは? 恐ろしく凶暴になるのでは? ビルから飛び降りてしまうのでは? など、自分がコントロールできない状態を想像して、恐怖を感じます。精神的なストレスの限界で苦しみ、自暴自棄になり混乱しています。しかし、それは7ヘルパーズのように長年の苦しみの結果ではなく、衝動的な感情。そんな恐怖が起きそうな予感にも、起きてしまってからも、このエッセンスは役立ちます。

:) Positive　　キーワード　強さ、自信

精神的な強さと理性でバランスを保ち、心は自信に満ちています

精神的な強さと平穏を取り戻し、心は自信に満ちています。ネガティブの状態に持っていた、精神的なストレスからくる間違った考えも、ポジティブの状態では押し流され、本来持っている理性で自分自身をきちんとコントロールできるようになるでしょう。さらには、精神的・肉体的にストレスやプレッシャーを負っても、混乱したり正気を失うことなく、バランスを保ち続けます。

チェリープラムタイプの人を、 まわりはどう感じていますか?	チェリープラムのエッセンスを使うと、 どんな変化が起きましたか?
☺ 例:冷静で意志の強い人。最後まであきらめないから、かならず成果を得るのよね。 ☹ 例:かんしゃく持ちみたいで、すぐに怒るのよ。そうかと思うと、急にふさぎ込んじゃって、もう何を考えているのか…。	例:何でも思うようにならないと、すぐ感情が乱れてヒステリックになっていましたが、最近はあふれる感情を表現できる絵画やダンスなどの習い事に没頭しています。

○ Work on Cherry Plum

チェリープラムは自分で心をコントロールできない状態、クレマチスは体と心が離れてしまった状態。植物観察して、これらがどのように表れているか、考えてみましょう。　

Message for
Cherry Plum
type

不意にあなたが誰かを非難したり傷つけることで、感情を爆発させたくなる頃には、悩みや不満はすでに築き上げられているものです。平常の自分を取り戻すには、心を落ち着かせ、穏やかな気持ちになることが必要です。

Problems and frustrations can build up until suddenly you feel inside like you might explode, lashing out and hurting yourself or other people. You need calm and soothing inside your mind to bring you back to balance.

繊細で傷つきやすく、自信を失ってしまったときに

エルム　[Elm]　SECOND 19

背が高くエレガントな姿をしたエルムは、神話にもよく登場します。
アイヌ神話では、エルムがアイヌ人に火と着物を与えたと記され、
北欧の神話では、神はエルムから人をつくったと伝えられています。

学　　名	*Ulmus procera*
科　　名	ニレ科
和　　名	オウシュウニレ
発見場所	イギリス オックスフォード州ソットウェル
発 見 年	1935年3月〜8月
使用部位	なるべく多くの木から集めた、花のついた小枝
製造方法	煮沸法
花の開花時期	2月〜3月

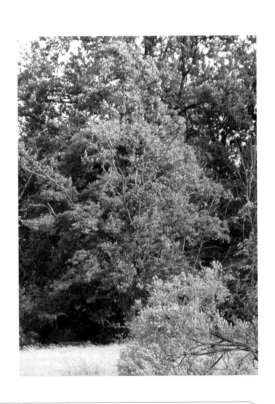

■植物観察

高さ20〜30mほどある広葉樹。かつてはイギリス郊
外でよく生育していましたが、イギリスの風土病が30
〜40年に一度流行するため、数少なくなりました。し
かし、この木には確かな生命力があり、根が残って
いればそこから再生し、しっかりと成長します。花に
は花びらがなく、複雑な形をしていて両性具有。初
春に、ピンク色の房状の花を咲かせます。花、種の
あとに葉をつける、珍しい植物です。枝は繊細なレ
ース模様のように分かれています。

植 物 観 察 の ポ イ ン ト

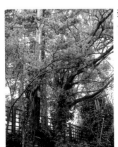
美しく佇む
全体像

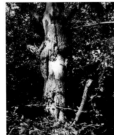
伝染病に
かかって朽ちる
生育状態

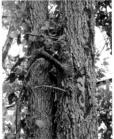
切られても
再生する
生命力

＊その他に、葉より先にできる種にも注目しましょう。

あきらめ あきらめや悲観、絶望感を感じるときに

Elm

エルムタイプの つぶやき	昇進して新しいプロジェクトを任されたのですが、不安です。 私には荷が重過ぎて、やり遂げる自信がありません。

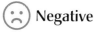 **Negative**　キーワード **落 胆**

一時的に自信をなくし、
自分を能力不足だと思い落胆します

本当は他人からも認められる有能な人ですが、繊細なため傷つきやすく、一時的に自信をなくしています。能力が認められ、大きな責任を抱えると、やり遂げると決意するものの、一時的に「私には荷が重すぎるのではないか、この責任に耐えられないのではないか」と考え戸惑います。自分を力量不足と考え、落胆してしまうのです。「セカンド19」のエッセンスを作り始めた頃のバッチ博士は、まさにこの状態だったといいます。

 Positive　キーワード **自 信**

目標を達成するという信念を持ち、
自信を持ってやり遂げます

エルムタイプの人は、他人のために身をていして働き、社会のために尽くす、志の高い人。仕事をやり抜くという自信に満ちていて、自分の才能と可能性を信じています。今までの経験は、任務をやり遂げるための大切な糧であることを理解しているため、困難も乗り越えます。バッチ博士は、自分の掲げた大事業が達成不可能に感じられたとき、このエルムのエッセンスを使って、目標達成への自信を回復させたと言われています。

エルムタイプの人を、 まわりはどう感じていますか?	**エルムのエッセンスを使うと、 どんな変化が起きましたか?**
☺ 例:経験豊かで責任感があって、 　　頼りがいのあるリーダーにふさわしい人 ☹ 例:急に自信をなくしちゃったみたい、 　　昨日まではやる気満々だったのに。	例:一度は新プロジェクトのリーダーを辞退しようと思いましたが、やはりチャレンジすることにしました。皆で進めてきたプロジェクトですから、かならず成功させます。

○ **Work on Elm**

エルムとオークは、共に大きな木で、どちらのタイプも人のために尽くします。その違いは、どんなところだと思いますか?　→

Message for
Elm type

とても厳しい要求を突きつけられ、自分が果たすべきことが、人間の忍耐力をはるかにしのぐように思えるとき、きっと、あきらめてしまいたくなることでしょう。けれども、その思いは一時的なもの。あなたなら、良い仕事を成すことができます。

When life is very demanding and it seem what you have to do is beyond human endurance, you might feel like giving up, but the feeling will pass and you will be able to go on with your good work.

説明できない恐怖感があり、不安や心配事に悩まされているときに

アスペン　[Aspen]　SECOND 19

学名のPopulusはラテン語で「人民」の意味。
かつてローマ人は、この木の下で集会を開いたことが語源のようです。
アスペンはキリストがはりつけにされた十字架に使われた木で、葉が震えるように揺れるのは、
この痛ましい記憶からくる震えだと、キリスト教徒の間では伝えられています。

学　　名	*Populus tremula*
科　　名	ヤナギ科
和　　名	ヨーロッパヤマナラシ
発見場所	イギリス オックスフオード州ソットウェル
発見年	1935年3月〜8月
使用部位	雄木、雌木の花、つぼみ、葉をつけた小枝
製造方法	煮沸法
花の開花時期	2月〜4月

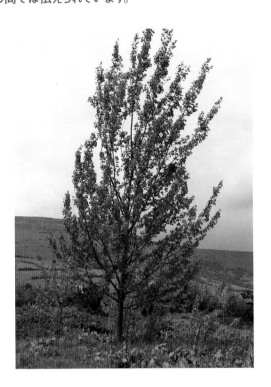

■植物観察

イギリス全域で見られ、やせた土地でも生育し、丈は10〜20m。葉は丸く、表面はツルツル、裏側はたくさんの繊毛があり、灰色がかっています。葉は長い茎にぶら下がっており、わずかな風にもゆらゆらと揺れ、震えているように見えます。早春に雄花、雌花両方が咲き、種は綿毛となって空に飛んでいきます。樹皮はバイオリンの弦のようにピンと張っていて、些細な刺激にも敏感に反応します。風が吹くと葉の表面の緑と裏の灰色が美しいコントラストを見せます。

植 物 観 察 の ポ イ ン ト

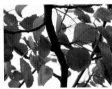

震えるように揺れる
葉

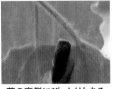

葉の裏側にびっしりとある
繊毛

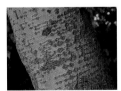

些細な刺激にも反応する
樹皮

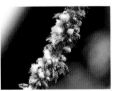

風に漂う白い種の
綿毛

恐 怖 日常の恐れや突発的な恐怖を感じるときに

Aspen

アスペンタイプの つぶやき	自分でも理由が分からないのですが、何か恐ろしいことが起きる気がして不安です。こんなことを言うと気味悪がられるので、まわりの人には言えません。

☹ **Negative** キーワード 理由のない恐怖や心配

理由のない漠然とした恐怖感や不安、心配を抱え、怯えています

原因不明、あるいは予測もつかない出来事に対して漠然と恐怖を感じ、怯えています。それは何か虫の知らせかもしれないし、オカルト的な現象への恐怖かもしれません。まわりに起きている些細なこと、あるいは起きてもいないことに必要以上に敏感に反応して、不安を増長させてしまう場合も。なんとなく怖い感じがする、何か嫌な感じがするだけなので、人には説明ができず、ひとりで落ち着かない日々を過ごさなければなりません。

☺ **Positive** キーワード 冷 静

冷静さを取り戻し、漠然と感じていた恐怖から解放されます

気持ちも落ち着き、目の前の現実に心を引き戻し、漠然とした恐怖は拭い去られます。ポジティブの状態では過去と未来につながっている、自らの直感を信頼することができるため、恐怖を寄せつけません。そして、本来持っている冷静さと自信を取り戻すことでしょう。勘の鋭さは、インスピレーションを働かせてトラブルを回避することに役立ち、物事の本質と向き合って、的確な判断を下して進みます。

アスペンタイプの人を、 まわりはどう感じていますか？	アスペンのエッセンスを使うと、 どんな変化が起きましたか？
☺ 例：勘が鋭くて冷静で、いつも的確な判断を下してくれる人。 ☹ 例：何かビクビクしているみたいだけれど、どうしたのかしら? 尋ねても「何でもない」と言うだけだし…。	例：目に見えない力に見守られていると思うと、恐怖や不安が和らいで、不眠や悪夢からも解放されました。

○ **Work on Aspen**

ミムラス、ロックローズ、チェリープラム、エルムはすべて「恐怖」に対して使われるエッセンスです。どんな違いがあるのかを考えてみましょう。 →

Message for
Aspen type

この世の中は不安だらけの場所に思え、何か悪いことが起こると予感しているあなた。心を落ち着けて、まわりの世界に安らぎと信頼を見いだすことに目を向けてみましょう。

The world feels like a worrying place, you are sure something bad is going to happen. Try to calm down and focus on finding a feeling of peace and trust in the world.

批判的で人の欠点にばかり目が行き、高慢な態度をとってしまうときに

ビーチ [Beech] SECOND 19

背が高く美しい木で、日本では白神山地のブナ（ビーチ）原生林が有名。
イギリスでもオークと並んでよく見かける木。
オークはイギリスの国樹ですが、ビーチのほうがイギリス人らしいと言う人もいます。
硬くて凹凸がなく、磨くと光るため、家具にもよく用いられます。

学　　名	*Fagus sylvatica*
科　　名	ブナ科
和　　名	西洋ブナ
発見場所	イギリス オックスフォード州ソットウェル
発 見 年	1935年3月～8月
使用部位	森の端にある木の雄花雌花
製造方法	煮沸法
花の開花時期	4月～5月

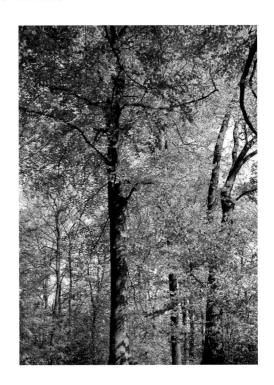

■植物観察

イギリス全域に生育する樹木で、丈は30m以上。エレガントな姿をしており、聖堂のようなビーチの林で葉からの木漏れ日を見上げると、神々しくさえ感じます。葉は完ぺきな形で鮮やかな緑色、秋は美しく紅葉します。しかし、天蓋のように葉をつけるため、根元には光が届かず、落葉と実の殻で地面を覆うため、まわりには他の植物が育ちません。その結果、ビーチだけがその地域を独占します。ビーチの根はとても浅く、強風などで簡単に倒れてしまいます。

植 物 観 察 の ポ イ ン ト

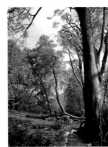

背が高く
エレガントな
全体像

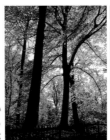

ビーチのみで
群生する
生育状態

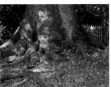

天蓋のようにつく
葉

高い背丈とは反する浅い
根

| ビーチタイプの
つぶやき | 新入会員の人達はお行儀が悪いし、レベルも低くて
イライラさせられます。私達は完ぺきにできるのだから、
別のマスタークラスを作って楽しむべきだわ。 |

 Negative　キーワード **批判的**

他人を理解しようとせず批判的、悪い面にばかり目が行くときに

すべてに自分の理想とする完ぺきさを求め、それにそぐわないことは、理解することなく批判的。自分のまわりで、自分と違うやり方をしたり、違う美意識や価値観を持つことが許せません。自分の世界観を大切に思うあまり、他人の粗探しをして責めたり、他人に注目が集まることを邪魔することもあります。ただ、それは自分の弱さを隠すため、自分を守るための虚勢。そのために他人を批判したり、美しさを誇示したりするのです。

Positive　キーワード **寛容**

おもいやりがあって寛容、違う価値観を受け入れ調和します

人には自分と違う個性があること、素晴らしい長所があることを理解します。たとえ欠点に見えても、そこには何かしらの価値があると考え、寛容に人を受け入れ、認めることでしょう。自分とは異なる考えや行動をする人と助け合うことで、それが相乗効果となることを知っています。本来、美意識が非常に高いため、まわりの人の意見を受け入れることで、さらに磨きがかかり、よりいっそう輝きを増すでしょう。

ビーチタイプの人を、 まわりはどう感じていますか？	ビーチのエッセンスを使うと、 どんな変化が起きましたか？
☺ 例：エレガントでセンスもいいうえに、他人の個性も認めて一緒に楽しめる人。 ☹ 例：よく人の悪口を言っているし高飛車だから、プライベートではつき合いたくないわ。	例：あのセンスはちょっと考えられないと思ったけど、彼女の個性によく似合っていて素敵。話してみるととても楽しくて、これからもっと親しくなれそうです。

○ **Work on Beech**
ビーチタイプもインパチェンスタイプも他人の行動や欠点、失敗にイライラします。この2つの違いは何でしょうか？　→

Message for
Beech type

非の打ち所がないくらい物事すべてが上手く進み、まわりの皆もあなたと同じ考え方や意見をもっていると、最初のうちはとても気分がいいものです。けれども、世の中はそれほど完ぺきな場所でもないし、皆が皆あなたのような人間とは限りません。もし、すべての人が同じであれば、この世はとてもつまらないもの。だからあなたと違う個性を持つ人に対してもう少し寛容になれるよう努力してみましょう。

At first it feels good when everything is perfect and people around you have the same ideas and opinions as you. But the world is not a perfect place and not everyone is like you, it would be very dull if everyone was the same, so try to be a bit more tolerant of people who aren't like you.

日々の経験から学ぶことができず、同じ失敗を繰り返すときに

チェストナットバッド [Chestnut Bud] SECOND 19

38種の中で唯一、芽から作られるエッセンスです。
この木は17世紀初頭にトルコからイギリスに持ち込まれました。
フランス語ではマロニエと呼ばれ、パリ・シャンゼリゼ通りの街路樹として有名。
同じ木の花からはホワイトチェストナットのエッセンスが作られます。

学 名	*Aesculus hippocastanum*
科 名	トチノキ科
和 名	西洋トチノキの芽
発見場所	イギリス オックスフォード州ソットウェル
発 見 年	1935年3月〜8月
使用部位	葉が開く前のつぼみを枝ごと
製造方法	煮沸法
花の開花時期	4月

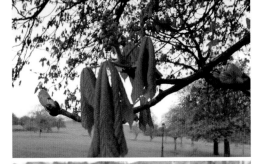

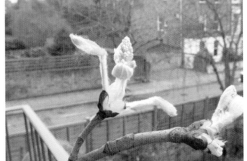

■植物観察

イギリス全域に生育する落葉樹で、丈は30mほど。
非常に成長が早く、芽のついた枝を観察している
と、葉が広がっていく様子をスローモーションのよう
にして見ることができるほど。どの植物よりも早く芽
を出し、冬の間この芽はネバネバとした樹液に覆わ
れ、外界から守られています。エッセンスには、この
樹液のついた芽が使われます。そのあと芽は、み
るみるうちに20センチほどの繊毛に覆われた葉を
広げます。

植 物 観 察 の ポ イ ン ト

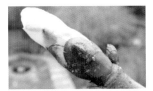

樹液に覆われた
芽

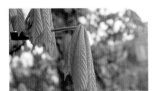

繊毛に覆われた
葉

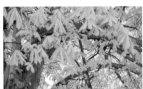

みるみる育つ
生育状態

チェストナットバッドタイプ のつぶやき	昨日パソコンで書類の保存を忘れたので、今日も同じ作業の繰り返しです。家ではお風呂の水を出しっ放しにしてしまうし。なぜか同じ失敗を繰り返してしまいます。

😞 Negative　キーワード　経験から学習しない

同じ失敗の繰り返し、経験から学習することができません

今までの経験や観察から学習することなく、同じ失敗を繰り返してしまいます。まるで、半分は眠っているような状態で、今、目の前にある現実に対しての意識が薄いため、学ぶべきことを見落としてしまいがち。パソコン作業で保存を忘れる、長電話してお風呂の水をあふれさせる、クーラーを消し忘れて外出する、ゴミを出し損なう…そんなケアレスミスを何度も繰り返してしまいます。

😊 Positive　キーワード　自己認識と観察力

日々の生活で起きることを観察し、積極的に経験から学び取ります

素晴らしい潜在能力を持ち、興味のあることに対しては、天才的な才能を発揮するタイプです。ポジティブの状態では、日々の生活を意識して観察しながら過ごし、その経験から積極的に教訓を学び取ります。さらには毎日が同じことの繰り返し、と思うのではなく、毎日が新しく新鮮な体験の始まりと思えるようになります。そのため集中力も学習能力も高まり、著しく早い成長を遂げます。

チェストナットバッドタイプの人を、まわりはどう感じていますか？

😊 例：私と同じ時間しか講座を受けていないのに、すごく覚えが早い人。今度教えてもらおう。
😞 例：ボーッとしているけれど大丈夫かしら？この前も同じことで注意されていたし。

チェストナットバッドのエッセンスを使うと、どんな変化が起きましたか？

例：物忘れすることが減って、他のことに気が回るようになりました。今日は、新しい作業を始めたのですが、興味深く取り組むうえ、のみこみが早いと褒められました。

○ **Work on Chestnut Bud**
あなたは今まで、チェストナットバッドのネガティブな状態になったことはありますか？そのときは、どんなことが起きましたか？

→

Message for
Chestnut Bud
type

ゆっくり、ゆっくり、焦らないで。そうすれば同じ失敗を繰り返すことはなくなります。
Slow down, slow down, stop rushing then you wont keep making the same mistake.

やる気が起きないときのための、"月曜日の朝"のエッセンス

ホーンビーム　[Hornbeam]　SECOND 19

真っすぐで頑丈なため、昔は、馬車の車輪や木ヅチ、
肉屋のまな板など、耐久性を必要とする道具に使われてきました。
ピアノも、このホーンビームの木からつくられます。
他のエッセンスにプラスして、その効能を強めるという使い方をすることもできます。

学　名	*Carpinus betula*	
科　名	カバノキ科	
和　名	セイヨウシデ	
発見場所	イギリス オックスフォード州ソットウェル	
発見年	1935年3月～8月	
使用部位	雄花雌花のついた枝	
製造方法	煮沸法	
花の開花時期	4月～5月	

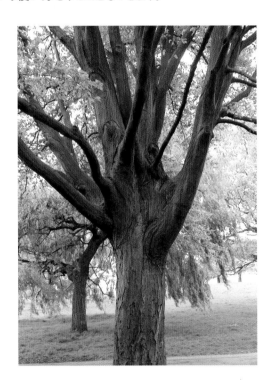

■植物観察

イギリス全域で見られる落葉樹で、丈は20mほど。
幹は硬くしっかりとしており、表面はなめらか、緑が
かった灰色をしています。ギザギザとした葉をつけ、
雄花も雌花も同じ木に咲きます。雄花は黄色で5cm
ほどの垂れ下がるような尾状、雌花は外側にカール
しているような複雑な形。雄花と雌花はひとつの枝
に咲き、その姿は収まりが悪く感じます。しかし、一
見複雑に見えるそれらの花も、近づいて見ると小さ
いながらはっきりとした形をしています。

植 物 観 察 の ポ イ ン ト

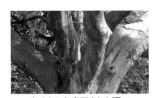

なめらかな表面をした硬い
幹

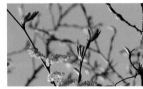

バランスの悪い
雄花と雌花

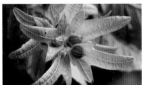

近づくと、意外にはっきりとしている
花

ホーンビームタイプの つぶやき	片づけなければならない仕事があるのですが、 なかなかやる気が起きません。それにこの仕事の量を こなすのは、私には無理だと思うのです。

 Negative キーワード 荷が重過ぎると感じる

荷が重過ぎる、やり遂げられないと感じ、初めの一歩が踏み出せません

いざ始めてしまえば十分にやり遂げる能力があるのに、始める前から「この仕事は私の能力を超えているのでは」「始めても途中で挫折してしまうのでは」と考え、なかなか最初の一歩を踏み出せません。自分の能力を疑っているため、物事を先延ばしにしたり、仕事に向き合うことを避けます。新しい1週間が始まるのに、なんとなく疲労感があり、学校や会社に行く気になれない月曜日の朝に背中を押してくれます。

 Positive キーワード 内面の強さ

内面の強さを発揮して、やる気と持久力に満ちています

不安や疲労感が払拭されて、仕事へのやりがいや、学ぶ意欲に満ちています。本来ある持久力と強さが表れ、目の前の課題を、熱意をもってやり遂げていきます。ネガティブな状態では、グズグズしてなかなか取りかかれなかった仕事も、ポジティブな状態では、積極的にしかも早いスピードでこなすことができるように。このエッセンスは、そんな本来持っている強さや積極性を引き出してくれます。

ホーンビームタイプの人を、まわりはどう感じていますか？

☺ 例：どんな注文にも慌てず着実にできる人。あの人なら間違いないわ。

☹ 例：朝はいつもつらそう。やるべき仕事はたくさんあるのに大丈夫かしら？

ホーンビームのエッセンスを使うと、どんな変化が起きましたか？

例：上司の注文が細かくてすっかりやる気をなくしていましたが、自分にしかない腕を見込まれたと奮起し、期日までに予想以上の満足のできる仕事を完成させました。

○ **Work on Hornbeam**
自信を喪失しているときに使うエッセンスにエルムがあります。ホーンビームとエルムはどのような違いがあるのでしょうか？

→ ------------------------------

Message for Hornbeam type

月曜日の朝は仕事をするのがおっくうなもの。どんなにやるべきことが分かっていても、そしてできると分かっていても、つい、コーヒーを飲んだり、友達に電話したりしてしまいます。とにかく自分の課題に取りかかってみましょう、そうすれば、気分も良くなるものです！

Its hard to get going on Monday morning, you know what you have to do, you know you can do it, but its much easier to have a coffee and phone you friends. Just get on with your work then you'll feel better!

劣等感が強くて自信が持てず、始めからあきらめてしまうときに

ラーチ　[Larch]　SECOND 19

マツ科カラマツ属の植物で、このカラマツには世界中にいろいろな種類があります。
もともとイギリスには自生しておらず、17世紀の初頭、
中央ヨーロッパの山岳地帯から輸入され、現在は植林地で広く生育しています。
葉がまばらにつくので細い枝が目につきますが、見た目より柔軟で強い木です。

学　　名	*Larix decidua*
科　　名	マツ科
和　　名	ヨーロッパカラマツ
発見場所	イギリス オックスフォード州ソットウェル
発　見　年	1935年3月〜8月
使用部位	雄花雌花と若い葉についた枝
製造方法	煮沸法
花の開花時期	3月〜4月

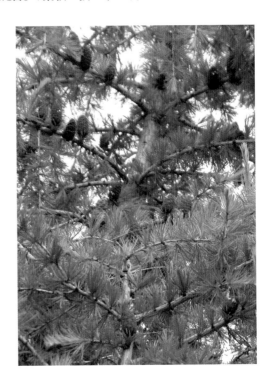

■植物観察

丈は30m以上もあり、針葉樹にしては珍しく秋に落葉します。成長が早く、幹はまっすぐ上に向かって高く伸びるのですが、幹の先端は斜めにかたむき、枝は下を向いており、肩を落としてがっかりしているように見えます。枝は強度があるため、雪が積もってもしなるだけで折れることはありません。雄花は黄色で下を向いて咲き、雌花は赤く上を向いて咲いています。

植 物 観 察 の ポ イ ン ト

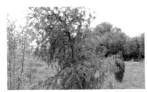

肩を落としているように見える
全体像

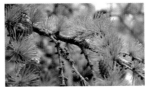

柔軟性のある強い
枝

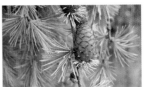

人目を引く
黄色の**雄花**と赤い**雌花**

あきらめ あきらめや悲観、絶望感を感じるときに

Larch

ラーナタイプの つぶやき	PTAの役員を任されました。 私には人をリードする力なんてありません。もっとふさわしい 人に引き受けてもらって、私はお手伝いくらいがいいのに。

☹ Negative

キーワード **自信喪失**

自信をなくし、自分はどうせだめ…と
劣等感を抱いています

本当はやれる力があるのに「どうせ私はだめだわ」と思い込んで、始めからあきらめてしまっています。自信を失い、根拠もないのに失敗を予期し、自分を自分で信用できません。「私は見ているから、あなたがやって」というのが、ネガティブな状態の口グセです。本当は優秀で容姿も美しく、魅力も可能性もたくさんあるのに、自らそれを否定し、人生の楽しみを小さくしてしまっています。

☺ Positive

キーワード **自信**

自信を持ってチャンスに最善を尽くし、
成功を信じて進みます

外見的な印象や自分が思っているよりも、ずっと強くて有能な人です。ポジティブな状態では、その本来の姿が引き出されます。尻込みすることなく、与えられたチャンスに挑戦し、最善を尽くすこと。自分自身に自信を持ち、成功することを信じて、進んでいくことができます。前向きな気持ちで思い切ってチャレンジすることで、人とのつながり、可能性、人生の楽しみも広がり、より有意義な日々が送れることでしょう。

ラーチタイプの人を、 まわりはどう感じていますか？	ラーチのエッセンスを使うと、 どんな変化が起きましたか？
☺ 例：チャレンジ精神があって、 　　どんどん自分の可能性を広げているみたい。 ☹ 例：どうしてやろうともしないで「どうせできない」と 　　言うのかしら。きっとやればできる人なのに。	例：思い切って新しい役割を引き受けようと思います。このことがきっかけで交友関係も広がりそうだし、新しい発見ができるかもしれません。

○ Work on Larch

ラーチ、エルム、アスペン、ホーンビームは
すべて早春に花をつけます。それぞれの
タイプの共通点と相違点は何でしょう？
→

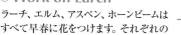

**Message for
Larch type**

「あ、これはあなたのお仕事、私は見ているだけでいいわ、私よりあなたのほうがずっとできる人だから」でも、ちょっと待って。どうして自分でやってみようとしないのでしょう？　実はあなたが思っている以上に、自分に才能があることが分かるかもしれません。

Oh you do it and I'll watch, you are much better at doing things than me. But wait, why not have a go yourself, you might find you are better at doing things than you thought.

まわりからの影響を受け過ぎるとき、環境の変化から来る不安に

ウォールナット　[Walnut]　SECOND 19

クルミ科クルミ属の植物で、その実は食用されるほか、
豊富な油分を利用して、家具や床を磨く際にも利用されてきました。木材からは家具も作られます。
イギリスの農家では、家の門の脇に護衛の役割として植えられています。

学　　名	*Juglans regia*
科　　名	クルミ科
和　　名	ペルシャグルミ
発見場所	イギリス オックスフォード州ソットウェル
発 見 年	1935年3月〜8月
使用部位	若い葉をつけた雌花
製造方法	煮沸法
花の開花時期	4月〜5月

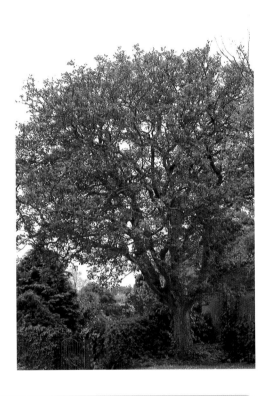

■植物観察

イギリス原産ではありませんが、古くから植林され、
現在はイギリス南半分の地域で生育します。高さ
30mほどにもなる落葉高木で、葉から香りを放ち、
それは芽吹く4〜5月にいっそう強くなります。不快で
はありませんが、多くの虫や動物はこの臭いを嫌っ
て寄りつきません。実（クルミ）は人の脳のような形を
しており、まるで頭蓋骨のような硬い殻に守られてい
ます。イチジクのような形をした花は、枝の分かれ目
につき、それが実となります。

植 物 観 察 の ポ イ ン ト

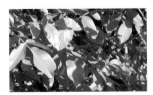

動物を寄せつけない香りを放つ
葉

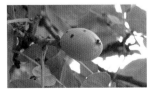

実を守っている硬い**殻**と
脳のような形をした**実**

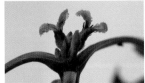

枝の分かれ目につく
雌花

ウォールナットタイプの つぶやき	自分の研究に没頭したいのに、家族とやる気のない上司に引っ張られて、十分に集中できません。おかげで、フラストレーションを抱える毎日です。

 Negative キーワード 外部に影響され行動できない

外部に影響され過ぎて行動ができず、自分の意志が揺らいでしまう

自分より個性の強い人、強い意見を持っている人の影響を受け過ぎる。また、過去のしがらみや物事の結びつきに縛られ、良くない状況を招いています。せっかく自分の意志で決心したのに、他人の意見に惑わされることも少なくありません。そんなときは、外界から守るためのエッセンスが必要です。入学や新学期、転職や転勤、引っ越し、さらには思春期や更年期など、環境が変わるとき、心身の変化のときにこのエッセンスが役立ちます。

 Positive キーワード 外部の影響に惑わされずに行動する

外部に影響され過ぎず、自分らしく行動できます

まわりの意見、過去の出来事、しがらみに惑わされることなく、新しい生活、目標に向かって、自分らしくしっかりと進みます。ネガティブの状態では、周囲のさまざまな影響に過敏になり過ぎますが、ポジティブの状態では上手く適応することができます。ウォールナットは、本来持っている思考を守ることから、感情や精神性のエッセンスではなく、思考(マインド)のエッセンスと呼ばれています。

ウォールナットタイプの人を、まわりはどう感じていますか?

☺ 例:自分の考えをしっかり持っている、周囲に惑わされないで自分の信念を貫く、行動力のある人。

☹ 例:もっと自分の意見を言えばいいのに、人の言いなりになっちゃって。

ウォールナットのエッセンスを使うと、どんな変化が起きましたか?

例:今まで遠慮して言えませんでしたが、もう、迷うことなく正しいと思った自分の意見を言えるようになりました。

○ **Work on Walnut**
ウォールナットタイプの人とインパチェンスタイプの人が、隣同士の席で仕事することになりました。どんなことが起きると思いますか?　→

Message for Walnut type 　人生で大きな決断をしなくてはならないとき、変化が訪れやすいときなど、他の人の意見に左右されて、悪い方向へと決して押しやられないようにしましょう。

When you need to make big decisions about your life and in times of change, make sure you don't let other people influence you too much and push you in the wrong direction.

大きな不幸やショックを経験し、忘れられずに苦しんでいるときに

スターオブベツレヘム　[Star of Bethlehem]　SECOND 19

ベツレヘムは、キリスト誕生の地とされるパレスチナの町。
スターオブベツレヘムは、キリストが生まれたとき天空で輝き、
救世主の誕生を皆に知らせたと言われています。
この花の花びらのような、左右対象の六角形は宗教上のシンボルとして、よく使われます。

学　名	*Ornithologum umbellatum*	
科　名	ユリ科	
和　名	オオアマナ	
発見場所	イギリス オックスフォード州ソットウェル	
発 見 年	1935年3月〜8月	
使用部位	完ぺきに開いた花	
製造方法	煮沸法	
花の開花時期	4月〜6月	

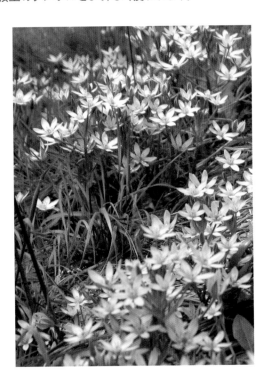

■植物観察

イギリス南東部に生育し、丈は約15〜30cm。4〜6月の間、地面を覆うように直径3cmほどの純白の小さな花を咲かせます。しかし他の季節は地下に球根を残すのみで、地上には何の存在も見せません。38種のエッセンスの中で、唯一6枚の花びらを持っており、太陽が出ているときだけ咲き、夕方、日が陰ると閉じます。6は、1分＝60秒、1時間＝60分、1日＝12時間×2、1年＝12ヵ月と時間と結びつく数字。それはこの花が光＝時間を必要とすることにも結びつきます。

植 物 観 察 の ポ イ ン ト

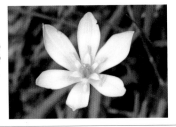

完ぺきにバランスの
とれた6枚の
花びら

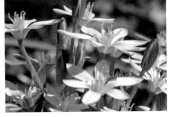

真っ白に輝き、
王冠のように咲く
花

あきらめ あきらめや悲観、絶望感を感じるときに　　　　　　　Star of Bethlehem

スターオブベツレヘム タイプのつぶやき	母親を事故で突然亡くし、あまりのショックで何もできません。仕事にも行けないし、何も手につきません。もう以前のような生活を送るのは無理だと思います。

 Negative　　キーワード ひどいショック

つい最近あるいは遠い過去に受けたショックが忘れられません

スターオブベツレヘムは、誰か身近な人を亡くしたり、事故や手術を受けたときのショックや恐怖など、特定の出来事に対する感情を癒すエッセンスです。それは、つい最近起きた出来事かもしれないし、何年も前に経験したことで、まだ解決されずに心の中でくすぶっていることかもしれません。あるいは、小さなときの経験でトラウマとなっているかもしれません。いずれかが原因となり、心のバランスを崩してしまっているときに用います。

:) Positive　　キーワード 平穏、平安

心に平穏を取り戻し、緊張が解け、エネルギーが満ちてきます

ポジティブの状態では、本来持っているバランスのとれた状態を取り戻します。人は時間の経過と共に、過去のショックやトラウマを自然と乗り越えますが、さらにこのエッセンスが、妨げようとするものを取り除き、立ち直りをあと押しするでしょう。緊張している状態から解き放たれることで、体はリラックスし、心身の機能も回復。心にも体にもエネルギーが満ちてきて、前向きな気持ちで日常を送ることができます。

スターオブベツレヘムタイプの人を、まわりはどう感じていますか？	スターオブベツレヘムのエッセンスを使うと、どんな変化が起きましたか？
:) 例：いろいろな経験をしているのにバランスがとれていて、いつも穏やかな人。 :(例：あんなに落ち込んで、ボロボロだわ。ちゃんと食事をしているのか心配。	例：少しずつショックから立ち直ってきているようです。夜も眠れるようになったし、そろそろ仕事にも復帰しようと考えています。

○ **Work on Star of Bethlehem**
38種のエッセンスの中で、真っ白の花をつけるのはスターオブベツレヘムとチェリープラムだけです。この2つには共通点があると思いますか？　→

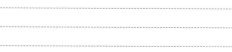

Message for
Star of
Bethlehem type

小さな傷跡、突然の事故や大切な人の死に直面したとき、スターオブベツレヘムがその痛みを和らげ、苦痛に耐えられるよう、心のバランスを取り戻す手助けをしてくれるでしょう。

At times of great shock, a sudden accident or the death of someone close, Star of Bethlehem soothes and helps restore balance to bear the pain.

嫉妬、憎しみ、反感、怒りなどマイナスの感情にとらわれているときに

ホリー　［ Holly ］　SECOND 19

イギリスではホリー（ヒイラギ）を、クリスマスイブの行事の際の大薪に使います。
クリスマスを象徴する植物で、クリスマス聖歌の中にも、ホリーの赤い実は、
愛と優しさのお告げを憎み恐れた人々によってはりつけにされた、キリストの血の象徴である、
というくだりが出てきます。

学　　名	*Ilex aquifolium*
科　　名	モチノキ科
和　　名	西洋ヒイラギ
発見場所	イギリス オックスフォード州ソットウェル
発 見 年	1935年3月〜8月
使用部位	雄花と雌花と葉をつけた枝
製造方法	煮沸法
花の開花時期	5月〜6月

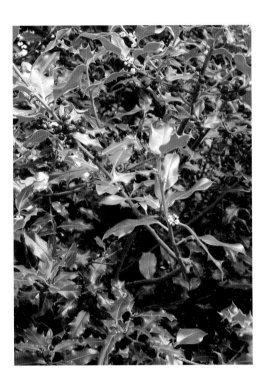

■植物観察

イギリス全域に生育し、丈は10mほど。1年を通して
葉を落とさない常緑高木です。つやつやと光るよう
な深い緑の葉は鋭いトゲがあり、触れると出血する
ほどで、動物達はこの葉を恐れて近づきません。葉
の裏側はつやがなく薄い緑。薄クリーム色の花はた
っぷりの蜜を含み、優しい香りを放ちます。白に近
い花と丸くて真っ赤な実、つやのある濃緑の葉の表
側とつやがなく薄緑の葉の裏側。それぞれが強い
コントラストを見せます。

植 物 観 察 の ポ イ ン ト

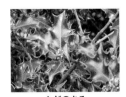

トゲのある
葉

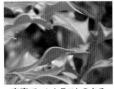

表裏でコントラストのある
葉

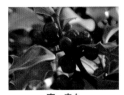

真っ赤な
実

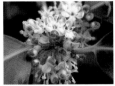

蜜を含む薄いクリーム色の
花

影響を受け過ぎ 人の影響を受け過ぎていると感じるときに

Holly

ホリータイプの つぶやき	結婚を前提につきあ・ってきたのに、突然止めるなんて言われて、絶対に許せません。なんとか仕返しをしたい気持ちにとらわれていて、そのことが頭から離れません。

 Negative キーワード 怒り、嫉妬

嫉妬や怒り、反感や疑惑に苦しみ、その感情を抑えられません

怒り、嫉妬、恨み、疑惑、憎しみ、苛立ち、反感…そんなマイナスの感情にとらわれている状態。自分自身、その感情に苦しんでいるのですが、それを隠したり、我慢したりすることなく、表面に出してまわりを攻撃します。そのため、ますます人が近づかなくなっています。しかし、攻撃的で人を寄せつけないのに、本当は人一倍寂しがり屋。つねに人恋しく、心の中では常に誰かにそばにいて欲しいと願っています。

☺ **Positive** キーワード 愛、優しさ

マイナスの感情は去り、愛と優しさにあふれています

ポジティブな状態では、積もり積もったマイナスの感情が和らいで、心から癒され、心身が解放されています。トゲのある行動もなくなり、平穏な日々を過ごすことができるでしょう。さらにこのエッセンスが、憎しみや反感に費やしていたエネルギーを、愛や優しさ、共感や理解に向くようにあと押ししてくれます。自分に嫌な思いをさせた人を許し、寛容になることで、自分自身も楽になり、日々を有意義に過ごせるようになります。

ホリータイプの人を、 まわりはどう感じていますか？	ホリーのエッセンスを使うと、 どんな変化が起きましたか？
☺ 例：心が広くて寛容な人。穏やかで優しさに満ちている。だから彼女のまわりには人が集まるのよね。 ☹ 例：ときどきものすごい形相で人を睨んでいることがあるけど…なんだか怖いわ。	例：今まで、過敏に反応しすぎていたようです。本当は周囲の人に助けられていたこと、そして自分がどんなに幸せか知りました。今は感謝の気持ちでいっぱいです。

○ **Work on Holly**
ホリーの憎しみや嫉妬の表現は、ミムラスやアグリモニーとは違います。どのように違うのか、考えてみましょう。 →

 Message for Holly type

人は時、折にふれて、他人を羨むものだし、自分よりも良い生活をしていると思うと憎らしいとさえ思うものです。ホリーがあれば怒りの感情も吹っ飛んでしまうでしょう。

We all get jealous at times and even hate people who seem to have lives so much better than ourselves. Angry feelings are driven away with holly.

自分への嫌悪感を拭い去りたいときの"浄化"のエッセンス

クラブアップル　[Crab Apple]　SECOND 19

「1日に1個のリンゴで医者要らず」ということわざもあるほど、
リンゴは古くから健康に良いとされてきました。クラブアップルは野生のリンゴのことで、
明るく清々しい花を咲かせたあと、魅惑的な実をつけますが、渋くて食べられません。
私達が食べる食用リンゴは、品種改良をしたものです。

学　名	*Malus sylvestris*
科　名	バラ科
和　名	リンゴ
発見場所	イギリス オックスフォード州ソットウェル
発 見 年	1935年3月〜8月
使用部位	枝の先の花房
製造方法	煮沸法
花の開花時期	5月

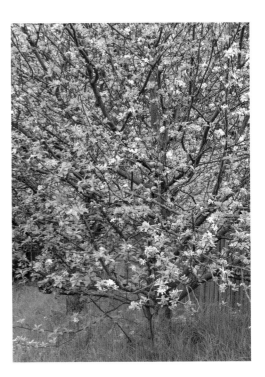

■植物観察

英国全域に生育する落葉低木で、丈は10mほど。
幹はシワが寄っていてゴツゴツ、葉は卵形でうっすら
と繊毛があり、その葉のあとに、3㎝ほどの小さな花
をたくさん咲かせます。つぼみはピンクがかり、花は
白っぽく、花びらはハート形をしています。とても良い
香りがして、豊富な蜜を含んでいます。実を横に切
ると、バランスのとれた星形に蜜と種が入っており、
星形は不滅の象徴と伝えられています。

植 物 観 察 の ポ イ ン ト

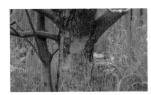
ゴツゴツとしてあまり美しくない
幹

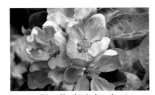
ハート形の花びらをもつ白っぽい
花

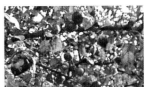
切ると星形の蜜を見せる
実

あきらめ あきらめや悲観、絶望感を感じるときに

Crab Apple

クラブアップルタイプの つぶやき	数カ月前、会社の後輩が失敗したときに、 ひどい事を言ってしまいました。後輩は普通に接してくれて いますが、私はずっと気になっています。

😞 Negative キーワード 自己嫌悪、失意

過去の行動や言動を気にして
自己嫌悪になり、失望しています

自分の言動や行動に嫌悪感を感じている、自分のことを汚れていると感じる人、自分に失望している人のための"浄化"のエッセンスです。それらの原因は、過去のことなのに、引きずって悩み続けています。しかも、それほど重要なことではない些細なことを気にするあまり、本当に向かい合わなければならない問題が見えなくなってしまっています。ある部分にはすごく固執するのに、それ以外はまったく無視…そんなアンバランスな状態です。

😊 Positive キーワード 寛大、調和

些細なことにとらわれず、寛大で
調和のとれた心でまわりを見ます

目の前のことにこだわりすぎず、広い視野に立ち、本当に向かい合うべき問題がどれかを理解することができます。全体が見えているため、細かいことは気にせず、物事に対して寛大になれます。身体的に汚れていると感じる場合は、エッセンスをお風呂に入れる。空気をきれいにしたいときは、ミスト(107ページ参照)にして使うなど、浄化、クレンジングのエネルギーは、さまざまな使い方で取り入れることができます。

クラブアップルタイプの人を、 まわりはどう感じていますか？	クラブアップルのエッセンスを使うと、 どんな変化が起きましたか？
😊 例:視野の広い人だから、皆の目が行かない 部分にも気づいてリードしてくれるのよ。 😞 例:神経質で潔癖性みたいだけど、 肝心なことは大雑把で気にしないのよね。	例:今まで些細なことを気にし過ぎていたようです。冷静 になって考えたら、私のやるべきことは、他にあること に気づきました。

○ **Work on Crab Apple**
クラブアップルとゲンチアナ、それぞれ
のネガティブな状態の共通点と相違 →
点を考えてみましょう。

Message for
Crab Apple type

あごにできた吹き出物や散らかった寝室のごみのように、大して重要でないことに振り回されないようにしましょう。ときどき私達は小さなことにくよくよしすぎて、人生の重大事に心き合うのを忘れてしまいがちです。

Try not to get side tracked with unimportant problems, like a spot on your chin or your untidy bedroom. Sometimes we worry too much about small things and forget to face up to the serious things in life.

自己中心的で、自分に起きた試練や逆境を人のせいにしてしまうときに

ウィロウ [Willow] SECOND 19

強くてしなやかな枝は、切っても成長が早いため、
バスケット、柵、フェンス、土壁の枠など幅広く利用されてきました。
学名のSalixは、「近い」という意味のSalと、「水」という意味のlisを合わせたもの。
水辺に生えるこのヤナギは「水辺の女王」とも呼ばれています。

学　　名	*Salix vitellina*
科　　名	ヤナギ科
和　　名	ヤナギ
発 見 場 所	イギリス オックスフォード州ソットウェル
発 見 年	1935年3月～8月
使 用 部 位	雄花か雌花と若い葉をつけた枝
製 造 方 法	煮沸法
花の開花時期	4月～5月

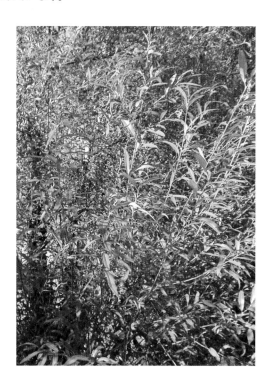

■植物観察

イギリス全域の湿った低地、川辺などに生育。丈は15～25mほどで、枝を切って地面に差しておけば根づくほど、成長の早い植物です。幹は荒く亀裂の入った黄緑色、冬に卵黄色の芽を出し成長します。枝は曲がりやすくて折れにくく、思い通りの形になるため、その特性を生かしてさまざまな用途に使われました。需要が高いため、成長しては切られ、また成長しては切られ、人間の要求に応えるため、ウィロウの木はそれを繰り返しています。

植 物 観 察 の ポ イ ン ト

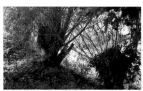

ジメジメした
生育場所

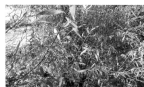

しなやかで折れない
枝

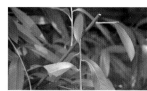

切っても伸びる
成長力

あきらめ あきらめや悲観、絶望感を感じるときに　　　　　　　　Willow

| ウィロウタイプの
つぶやき | 私の友達は良い会社に就職して、高いお給料をもらって、素敵な人と結婚しました。いつだって私にだけは何もいいことがありません、不公平です！ |

 Negative　　キーワード 怒り、非情

自分の恵まれない境遇を人のせいにして怒り、非情になっています

自分が置かれている状態に満足できず、目の前の困難をすべて人のせいにして、不平不満ばかり。まわりは恵まれているのに「自分だけが不当に扱われている、不公平だ」と嘆きます。「私はもっと認められるべき、もっと恵まれるべき」と訴えますが、まわりの人には、自己憐憫が過ぎる人、被害者意識だけが高く、自己中心的だと思われています。結果、同情されることはなく、自ら陰気でジメジメとした雰囲気を招いています。

Positive　　キーワード 楽観、信頼

まわりの人を信頼し、自分の人生を受け止め楽観的に考えます

自分の身に起こったことは自分の責任と認め、まわりへの信頼を失いません。さらには、困難も目標達成のための経験として潔く受け入れ、楽観的に進みます。もし、失敗しても我慢強くその場をしのぎ、復活して、伸び伸びと進んでいくことでしょう。ネガティブな状態では、幸せは他人や運命が運んでくるものと考えますが、ポジティブな状態では、幸福になるには努力が必要なことを理解しています。

ウィロウタイプの人を、 まわりはどう感じていますか？	ウィロウのエッセンスを使うと、 どんな変化が起きましたか？
☺ 例：自分の行動や言動に対してきちんと責任感をとる、潔い人。 ☹ 例：いつも不平不満ばかり言っているけれど、身から出たサビじゃないかしら。	例：自分が変わらないと、何も変わらないと気づきました。最近は、友人が目標達成のためのアドバイスをくれます。

○ **Work on Willow**
水辺に生育するエッセンスにウォーターバイオレットがあります。ウィロウとの共通点と相違点は何だと思いますか？ →

 Message for Willow type

そう、確かに人生は不公平です。けれどもそれを嘆いていても仕方のないこと。常に柔軟な心をもち、物事はいつも自分の思い通りにはならないことを受け入れつつ、まさに今おかれている状況に適応しようとしてみてください。そうすれば、結局のところ、人生はそれほど悪いものではないことに気づくことでしょう。

Yes its true - life is not fair. But it's no use moaning about it, you have to be flexible and accept things don't always go your way, but try to adapt to what is happening and you might find it isn't so bad after all.

家族や友達など、身近な人々のことを必要以上に心配してしまうときに

レッドチェストナット　[Red Chestnut]　SECOND 19

ある日バッチ博士は、家具を作ろうと木を切っていたとき、誤って足に大けがを負ってしまいます。
自分は冷静なのにも関わらず、周囲の人々があまりに動揺しているのを見て、
この人達のためのエッセンスが必要と思い、レッドチェストナットの発見に至りました。

学　名	*Aesculus carnea*
科　名	トチノキ科
和　名	ベニバナトチノキ
発見場所	イギリス オックスフォード州ソットウェル
発見年	1935年3月〜8月
使用部位	花のたくさんついた枝
製造方法	煮沸法
花の開花時期	5月〜6月

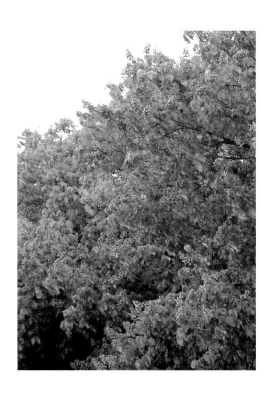

■植物観察

イギリス全域に生育し、丈は10〜15mほど。ホワイトチェストナット（94ページ参照）とアカバナアメリカトチノキの交配種が定着したものです。ホワイトチェストナットよりも全体的に小ぶりで、公園などによく植えられています。樹皮は剥げて深い溝があり、葉は繊毛があり濃い緑。花はあでやかな赤とローズピンクで、垂れ下がる枝に円錐状に直立するようにつきます。濃い緑の葉とピンクの花が美しいコントラストを見せます。

植 物 観 察 の ポ イ ン ト

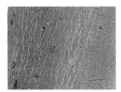

剥げて溝のある
樹皮

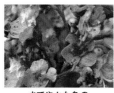

あでやかな色の
花

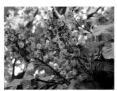

ピンクの花と深緑の葉との
コントラスト

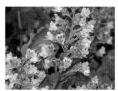

交配種でイギリスに根づいて
歴史の浅い
生育状況

Chapter 2

SECOND 19

レッドチェストナット

恐 怖 日常の恐れや突発的な恐怖を感じるときに　　　　　　Red Chestnut

レッドチェストナット タイプのつぶやき	娘が家から離れた学校に行き始めたので、帰ってくるまで 心配で家事も手につきません。私があまりに心配するので、 娘まで臆病になってしまったようです。

 Negative キーワード 他人に対する過剰な心配

他人に対して過剰に心配し、悪循環を招いてしまいます

家族、恋人、友人など、身近な人々のことを必要以上に心配します。例えば、家族の帰りが少し遅いと「事故に遭ったのでは」と眉間にシワを寄せて心配し、何も手につかなくなります。その不安は、心配されている側にも影響して自信を失わせ、「本当に惨事が起きるのでは」と思わせます。このネガティブな状態は家族を過剰に心配する母親によく見られます。その過剰な心配が悪循環を招いていることに、気づく必要があります。

 Positive キーワード 他人の安全を信頼できる

落ち着いた心で、他人とその安全を信頼することができます

人の能力を信頼し、経験は人生にとって大切なことだと、大らかな心で受け止めることができます。さらに家族や友人に対しても、本来持っている優しさと穏やかな愛情を持って接することができるでしょう。自分の過剰な心配や否定する気持ちは、結果的に相手の足かせとなり、マイナスの状態を招いていることを理解でき、悪循環は断たれ、真の信頼関係を築くことができます。

レッドチェストナットタイプの人を、まわりはどう感じていますか？	レッドチェストナットのエッセンスを使うと、どんな変化が起きましたか？
☺ 例：いつも大らかだから、子供も伸び伸びとしていて元気いっぱいね。 ☹ 例：あんなにうるさく心配ばかりしていたら、子供は萎縮してしまうのでは？	例：もっと子供を信頼して、ある程度は自主性に任せようと思います。もう自分で考えて行動できる年ですから。

○ **Work on Red Chestnut**
チコリーのネガティブな状態も、家族の世話をする母親によく見られます。レッドチェストナットとの共通点と相違点は何だと思いますか？

Message for
Red Chestnut
Type

他人のことを心配ばかりしていても、その人達にとっては何の役にも立たないし、あなた自身を惨めにさせます。しかも、あなたが気をもむばかりに、大切に思っている人達の気が散って、あなたが恐れていたような事故を引き起こしてしまうかもしれません。

Stop worrying about other people, it doesn't help them, it makes you miserable and you might even cause those accidents you're worrying about by distracting those you love with your over worrying.

Chapter 2
FLOWER
ESSENCE
PROFILE

093

考えたくない思考や心配事が頭を離れず、集中できないときに

ホワイトチェストナット [White Chestnut] SECOND 19

同じ木の芽からはチェストナットバッド（76ページ参照）が作られます。
レッドチェストナットの花は赤く、強い思いを外に出し心配を表しますが、
ホワイトチェストナットの花は、受粉したあとクリーム色の花びらの内側ににじむように赤を見せ、
その表現方法が異なることを示しています。

学　　名	*Aesculus hippocastanum*
科　　名	トチノキ科
和　　名	西洋トチノキ
発見場所	イギリス オックスフォード州ソットウェル
発 見 年	1935年3月〜8月
使用部位	新しく開いた花
製造方法	太陽法
花の開花時期	5月〜6月

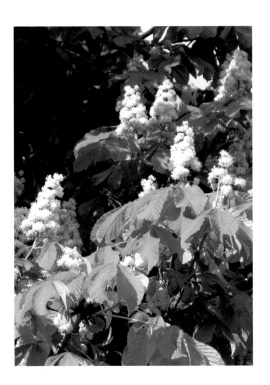

■植物観察

バルカン諸国が原産の植物で、17世紀初頭にイギリ
スに輸入。現在は公園でよく見かけます。丈は30m
ほど、樹皮はカサカサでひび割れていてコブがありま
す。花は枝に円錐状に直立するように咲き、白い花
びらはフリルのようで中心は黄色、所々赤く、カール
した雄しべは飛び出しています。近くで見ると複雑
な形でまとまりがありませんが、遠くから見るととても
美しい姿をしています。葉が落ちたあと、枝はうねり
ながら上に伸びていきます。

植 物 観 察 の ポ イ ン ト

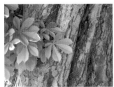
ひび割れてコブがある
樹皮

複雑な形をした
花

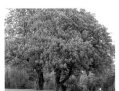
遠くから見ると美しい
全体像

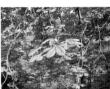
グルグルとうねるように伸びる
枝

ホワイトチェストナット タイプのつぶやき	ベッドに入ると、考え事が頭の中をぐるぐる回って眠れなくなります。でも、同じことばかり考えて、解決策はいつまでたっても見つかりません。

 Negative キーワード 同じことばかり考えて、落ち着かない

頭の中は同じ心配事を繰り返し考え、つねに落ち着きません

考え事や心配事が頭を離れず、落ち着きません。過去に起きた出来事、自分の言動などを思い出し、そのことについて繰り返し考えます。しかし、その考え事や心配は小さなことで、それに惑わされ過ぎて、本当はもっと重要な事を忘れています。心はいつもそわそわして集中力がなく、あまり重要でない悩み事以外のことを考える余裕がありません。その結果、仕事も腰を据えて取り組めず、趣味の時間も楽しめないでいます。

 Positive キーワード 心を落ち着けて考えられる

心は落ち着き、バランス良く建設的に物事を考えられます

心は落ち着いて平静を取り戻し、本当に向き合わなければならない問題の解決策が見いだせます。バランスのとれた建設的な思考ができることで、物事が順調に進み、生活全体に余裕が生まれることでしょう。家事や子供の世話に優先順位がつけられない、仕事のスケジュールが立てられないときなど、このエッセンスを使うことで、建設的な思考力が引き出されて、スムーズに物事が進むようあと押ししてくれるでしょう。

ホワイトチェストナットタイプの人を、まわりはどう感じていますか?

☺ 例：バランスの良い人だから、役割担当やスケジュールを決めるときは、彼女にお願いするとスムーズに決めてくれるのよね。

☹ 例：いつもトラブルを抱えているみたい。順序よくやっていけば、何の問題もないはずなのに。

ホワイトチェストナットのエッセンスを使うと、どんな変化が起きましたか?

例：頭を離れなかった考え事は、あまり重要ではなかったようです。余裕が出てきたことで視野が広がって、仕事の効率も上がりました。

○ **Work on White Chestnut**
あなたの部下にホワイトチェストナットの人がいるとします。あなたはどんな言葉をかけますか?
また同じチームには何タイプの人を選びますか? →

Message for White Chestnut type

いろいろなことが頭の中を駆け巡り、何ひとつまともに考えられないことがあります。そんなときは一歩ひいて冷静に物事を観察してみてください。そうすると、不意に全体像が見えてきて自分の人生を前向きに歩めるようになるでしょう。

Sometimes things go round and round in your head so you cant think clearly about anything. Stand back and suddenly you'll see a bigger picture and you'll be able to get on with your life again.

自分に満足できず自分を非難し、失敗を過剰に悩んでしまうときに

パイン [Pine] SECOND 19

広い用途に使われる植物で、真っすぐ伸びた幹は家具や船、酒樽を作るときの材料となり、
樹皮の傷ついた部分から出る樹脂は殺虫剤やテルペン油の材料になります。
葉や実から抽出されるエッセンシャルオイルには、高い殺菌消毒作用と浄化作用があります。

学 名	*Pinus sylvestris*
科 名	マツ科
和 名	ヨーロッパアカマツ
発見場所	イギリス オックスフォード州ソットウェル
発 見 年	1935年3月～8月
使用部位	成熟した雄花と雌花のついた枝
製造方法	煮沸法
花の開花時期	5月

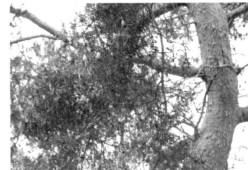

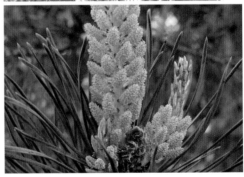

■植物観察

イギリス全域に生育する針葉常緑樹。やせた土地で
もよく育ち、35mほどの高さまで育ちます。幹は真っす
ぐに伸びますが、コブがあり、樹皮は赤褐色。亀甲
状に割れてうろこ状にはがれ落ち、樹脂は清涼感の
ある香りを放っています。実はとても硬く、葉は鋭く尖
って針のよう。このような葉の形状では、十分な酸素
を取り入れることができないようです。枝は途中で折
れてしまい、幹にぶらさがっていることがあります。

植 物 観 察 の ポ イ ン ト

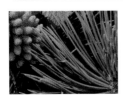

鋭く尖った針のような
葉

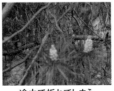

途中で折れてしまう
枝

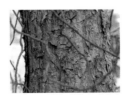

コブがあり樹皮が剥がれ落ちる
幹

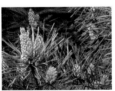

浄化作用のある
エッセンシャルオイルを抽出できる
葉や**実**

あきらめ あきらめや悲観、絶望感を感じるときに

Pine

パインタイプの つぶやき	私の勤める店は予算が達成できず、本社から叱られました。私の頑張りが足りなかったことが原因でしょう。すみません…きっと全部わたしのせいなんです。

 Negative　キーワード **罪悪感、自己非難**

理由もなく罪悪感を感じて、自分を非難ばかりしています

「私のせいでうまくいかなかったのではないか」「本当はもっとうまくできたのでは」と、常に自分を非難しながら生きています。自分を責め、自分の欠点に苦しみ、自分の努力や結果について、決して満足しようとしません。本当の失敗の原因は他人にあるときでさえ、自分のせいだと思い込みます。このようなネガティブ状態は、支配的な親の顔色をうかがい、ビクビクする小さな子供のよう。そんな過去を持つ人が陥りやすい状態です。

☺ Positive　キーワード **適切な責任を引き受ける**

自分自身の努力を評価し、本当の責任だけを引き受けます

自分がちゃんと人に認められていること、人に愛されていること、支えられていることを実感して理解しています。客観的な目で状況を冷静に判断し、適切に本当の自分の責任だけを引き受けます。過去、不当に責められたり叱られた記憶が原因で、ネガティブな状態になった人も、パインのエッセンスが、過去のしこりや混乱を洗い流し、自分らしく生きられるポジティブな状態になるよう力を貸してくれます。

パインタイプの人を、まわりはどう感じていますか？	パインのエッセンスを使うと、どんな変化が起きましたか？
☺ 例：我慢強くて周囲の人からの信頼が厚い、真っすぐで謙虚な人。 ☹ 例：また謝ってるわ。本当はあの人が悪いわけではないのに、責任転嫁されているみたい。	例：自分がやるべきことと他の人がやるべきこと、それぞれが責任を果たし、力を合わせることで、目標が達成できると今は思っています。

○ **Work on Pine**
パインもクラブアップルも共に「浄化」がキーワードです。この2つにはどのような違いがありますか？

→

 Message for Pine type

あなたが子供の頃、つらい状況の中、悪くなったのは何もかも自分のせいだと思っていたかもしれません。でも今は全く別のときを生きているのです。昔の罪悪感はもう捨てて、過去の非難にとらわれることなく自分の人生を歩んでください。

When you were a child things were tough and you often felt responsible for everything going wrong. But now you are living a different life, leave those old guilty feelings behind and get on with your own life free from the disapproval of the past.

突然、理由もなく気分が落ち込み、憂うつ感に襲われたときに

マスタード [Mustard] SECOND 19

食用、採油用などに使われる多くの近縁種があり、
ホワイトマスタードやブラックマスタードの種は薬や香辛料として古くから利用されてきました。
作物を作るために耕作された畑を覆い尽くしてしまうので、
16世紀の薬草誌には、小麦畑に生える「たちの悪い雑草」と書かれています。

学　　名	*Sinapis arvenis*
科　　名	アブラナ科
和　　名	ノハラガラシ
発見場所	イギリス オックスフォード州ソットウェル
発見年	1935年3月～8月
使用部位	種のついた部分より先端の、力強く咲いた花
製造方法	煮沸法
花の開花時期	5月～7月

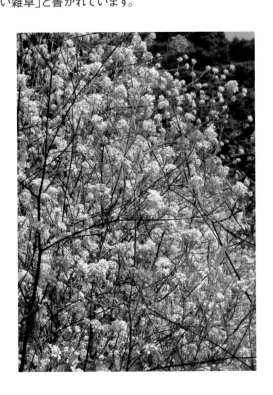

■植物観察

イギリス全域に生育する多年草。丈は50～70cmほ
どで、耕地を覆い尽くすように、一面黄色の花を咲
かせます。明るく陽気な光景ですが、1週間ですぐ
にしおれます。茎も葉も繊毛があり、葉は暗い緑色、
不揃いで不規則な形をしています。農家にとっては
迷惑な雑草なので、除草剤で常に除去されるので
すが、地下深くで眠り続けていた種が、地上近くに
掘り返され、一斉に芽吹き、あっと言う間に太陽を
思わせる黄色の花が畑を占領してしまいます。

植 物 観 察 の ポ イ ン ト

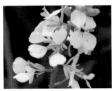

4枚の花びらが十字に咲く
明るい黄色の
花

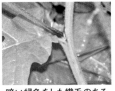

暗い緑色をした繊毛のある
茎

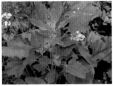

不揃いで不規則な形をした
繊毛のある
葉

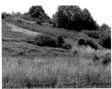

あっという間に広がる
繁殖状況

＊1週間でしぼんでしまう、花の寿命にも注目しましょう。

興味がない 現状に興味がないと感じるときに　　　　　　　　　　　　　　　　　　Mustard

マスタードタイプの つぶやき	朝起きると、突然憂うつな気持に襲われ、 何もする気になりません。昨日までは平気だったのに…。 自分でも、その理由が分かりません。

 Negative　キーワード　突然襲ってくる深い憂うつ

原因や理由もなく、突然深い憂うつ感や気分の落ち込みに襲われます

はっきりとした理由もないのに、突然憂うつな気持ちが襲ってきたり、これといって原因は思いあたらないのに、深く落ち込みます。理由や原因が分からないため、そこから抜け出すためには、何かのきっかけを待つしかありません。一度落ち込むと、まわりの人を気遣って機嫌のいい振りをすることさえできなくなります。自分では分かりませんが、実はその原因は遠い過去から引きずっている不安や解決されていない問題かもしれません。

☺ Positive　キーワード　気持ちの安定、バイタリティー

気持ちは明るく安定していて、バイタリティーを感じます

ポジティブな状態では、太陽のように明るく、バイタリティーにあふれた本来の姿が表れます。心の中は安定していて、幸せや喜びを感じ取れる感性を持ち合わせているため、まわりを穏やかなムードで包み込むことでしょう。日頃から気持ちが安定して、エネルギーに満ちている状態が続くことで「また、あの暗い気持ちに突然襲われるのでは」という、不安な気持ちも和らぎます。

マスタードタイプの人を、 まわりはどう感じていますか？	マスタードのエッセンスを使うと、 どんな変化が起きましたか？
☺ 例：いつも明るくて元気な人。 　　彼女がいるとムードが明るくなるわ。 ☹ 例：昨日はあんなに元気だったのに 　　どうしたのかしら。まるで別人みたい。	例：暗い気分が晴れて、心の底から生きる喜びが湧き上がってきました。明日起きて、暗い気持ちに襲われたらどうしよう、という不安も最近はなくなりました。

○ Work on Mustard
マスタードもゴースも憂うつな気分に
襲われたときに使うエッセンスです。　　→
その違いは何だと思いますか？

Message for
Mustard type

人生はつらい、という暗く重くのしかかる感情と共に目覚める朝もあるでしょう。そんなときは、眩いばかりに黄色いマスタードの花を思い浮かべましょう。その光景があなたの重苦しい気持ちを照らす光となり、再び日のあたる場所にあなたを導いてくれることでしょう。

You wake up some mornings with a dark heavy feeling that life is not so good. Let the bright yellow vision of mustard flowers bring light onto your dark feelings and lift you into the sunshine again.

現実逃避して過去を美化し、思い出の中に生きているようなときに

ハニーサックル　[Honeysuckle]　SECOND 19

学名にあるcaprifoliumのcapriは1月の星座、ヤギ（一角獣）に由来し、1月の英語Januaryの語源は
ローマ神のJanus（ヤヌス）です。ヤヌスは二つの顔を持ち、一つの顔は過去を一つの顔は未来を
見ている神、それはハニーサックルのタイプを表しているようです。
家の入り口に植えられることが多く、未来へ向かう旅立ちの門出の場に甘い香りの印象を残します。

学　名	*Lonicera caprifolium*
科　名	スイカズラ科
和　名	ハニーサックル
発見場所	イギリス オックスフォード州ソットウェル
発見年	1935年3月〜8月
使用部位	枯れた黄色い花弁と葉がついていない花
製造方法	煮沸法
花の開花時期	6月〜8月

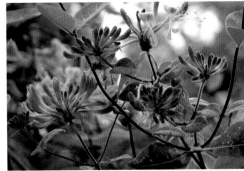

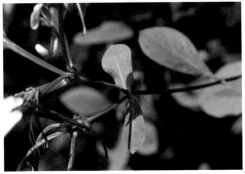

■植物観察

ツル性の多年草で、おもにイギリス南東部で生育し
ます。生け垣や他の植物に絡みつくようにして育ち、
丈は6mほどにもなります。黄色の花が一般的です
が、バッチ博士は赤い花をオランダから取り寄せ、エ
ッセンスを作りました。成長が早く、1月からツタを成
長させ、つぼみは筒状の束になって茎から出ます。
はじけるように花を咲かせ、花びらはトランペットのよ
うに後ろに反り返り、受粉すると黄色に変わります。

植 物 観 察 の ポ イ ン ト

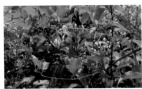

生け垣や他の植物に絡みつくような
ツタ

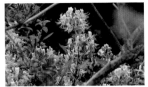

トランペットのような赤い
花

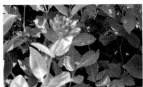

刈り取られてもすぐに伸びる
成長力

＊その他にも、1月からツタを伸ばす生育状況にも注目しましょう。

Honeysuckle

| ハニーサックルタイプの
つぶやき | 故郷にはいい思い出ばかりです。
今の仕事はつらいことばかりなので、近いうちに仕事を
辞めて、家族のいる故郷に帰って暮らそうと思います。 |

 Negative キーワード 過去にすがっている、ノスタルジー

幸せだった過去にすがり、思い出の中に生きています

現実に目を向けることを避け、過去の思い出の中に生きている、過去の出来事に固執している人のためのエッセンスです。その対象は、引っ越す前の家とその環境、楽しかった学生時代、別れた恋人、生前の家族の姿と一緒に過ごした時間…と、さまざまです。ときどき思い出にひたることは誰でもありますが、ネガティブな状態は、過去を美化し、懐かしみ、現実逃避してばかり。現実の世界の先に未来があることを忘れてしまったかのようです。

Positive キーワード 未来を楽しみにする、現在を楽しむ

過去を手放して現在に目を向け、未来を楽しみにします

過去の出来事を思い出のひとつと受け止め、現実と向き合います。本来持っている強いやる気が引き出され、今、経験していることから学び、成長します。これからやってくる未来は、過去よりもさらにいい人生と期待し、今を楽しむことができることでしょう。しかし、それは現実的ではない未来を夢見る、クレマチスのネガティブな状態ではなく、地に足をつけた現実の経験の先に、未来が開けていることを理解しています。

ハニーサックルタイプの人を、まわりはどう感じていますか？

☺ 例：過去の経験を今の仕事に生かしている人。将来はもっと成長していそう。
☹ 例：いつも昔の彼の話ばかり。今、周囲にいる男性が全然目に入らないのかしら。

ハニーサックルのエッセンスを使うと、どんな変化が起きましたか？

例：都会には故郷より楽しい生活なんてない、と思っていましたが、社会人になった今、ここでしか経験できないことも、たくさんあることに気づきました。

○ Work on Honeysuckle
人は思い出にひたるとき、どんな言葉を発しますか？ ネガティブな状態とポジティブな状態では、それに違いがありますか？ →

Message for Honeysuckle type

過去の幸せなひとときに思いを馳せるのは楽しいことでしょう。特に人生が上手くいかないと感じているときほど…。けれども、あなたが手にしているのは現在と未来だけです。この一瞬一瞬を生きることを理解し、前を向いて、あなたのエネルギーを今とこれからに注ぎましょう。

It's nice to look back on happy times in the past, especially when life doesn't feel so good now, but now and the future is all you have. Remember to live in the present, look forward and put your energy into now and what is to come.

努力も我慢も限界を超え、失意のどん底にいるときに

スイートチェストナット [Sweet Chestnut] SECOND 19

38種の中には、他にも3種トチノキ科で「チェストナット」と名のつくエッセンスがありますが、
スイートチェストナットはクリ科で違う仲間の植物です。
ヨーロッパでは最も強い木のひとつとされており、若い木の姿は端正で、
老木は威厳があり渦巻く深い溝は豊かな経験と強い生命力を感じさせます。

学　名	*Castanea sativa*
科　名	クリ科
和　名	西洋グリ
発見場所	イギリス オックスフォード州ソットウェル
発見年	1935年3月〜8月
使用部位	雌花雄花と葉
製造方法	煮沸法
花の開花時期	7月

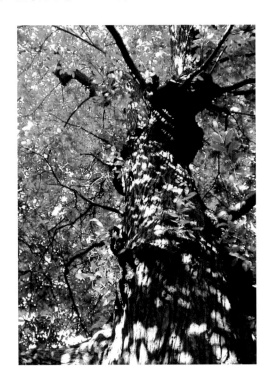

■植物観察

イギリス全域に生育していますが、もとは地中海原
産の植物で、温暖な気候と太陽の光を好みます。強
い生命力を持つ木で千年以上も生き続け、丈は約
30m以上になることも。幹は真っすぐに伸び、樹皮
は渦を巻くように下から上に向かってヒビが入ってい
ます。細長いつやのある深緑をした葉、25cmほどの
尾状のフワフワした金色にも見えるクリーム色の花を
つけます。実は栄養がたっぷりありますが、鋭いイガ
を持つ硬い皮に包まれています。

植 物 観 察 の ポ イ ン ト

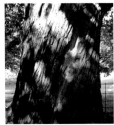

千年以上も生きる
生命力

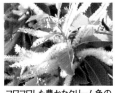

フワフワした豊かなクリーム色の
花

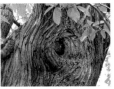

渦巻くようにひび割れた
樹皮

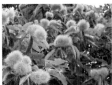

硬い皮と栄養豊富な
実

＊もとは地中海原産で温暖な気候を好む**生育環境**にも注目しましょう

あきらめ あきらめや悲観、絶望感を感じるときに　　　　　　　　　Sweet Chestnut

スイートチェストナットタイプ のつぶやき	先週、結婚を約束していた彼に別れを告げられました。もう生きていく気力もありません。死んだほうが、まだ今より楽とさえ思います。

 Negative　キーワード **精神的苦悩、荒廃**

精神的な苦悩とストレスを抱え、心身共に荒廃しています

精神的な苦悩、ストレスが限界に達して、もうこれ以上我慢できない、耐えられない状態。それまで我慢し続け、頑張り続けてきたけれど、それも限界。もう希望などなく、自分に残されたのは絶望と破滅の道しかないと考えています。その苦悩は、他人には想像できないほどつらいものです。人に相談することも、耳を傾けることもできず、自分だけの苦悩の世界に閉じこもり、心身共に荒廃しきっています。

☺ **Positive**　キーワード **希望は必ず見つかるという確信**

苦悩の先には希望があることを確信し、新しい可能性が生まれます

長く暗い夜が過ぎれば明るい朝が来る、長く寒い冬のあとには暖かい春が来るように、つらい日々のあとには、穏やかな日々がかならず訪れることを、理解できます。さらに、今はつらくても希望はかならずあることを確信できるよう、このエッセンスが力を貸すでしょう。荒廃した心身にも力が復活。そして、自分が経験した深い苦しみや悲しみを乗り越えたことで、同じ状態にいる人を助け、励まし、支えになることができます。

スイートチェストナットタイプの人を、まわりはどう感じていますか?

☺ 例:人の苦しみやつらさを分かって、親身になって励ましてくれる優しい人。

☹ 例:すごくつらそう。でも、私には何もしてあげられない…。

スイートチェストナットのエッセンスを使うと、どんな変化が起きましたか?

例:世の中には、光も希望もないと思っていましたが、もう一度頑張ってみようと思います。もしかしたら、何かいいことが待っているかもしれません。

○ **Work on Sweet Chestnut**
絶望や憂うつを感じるときには、アグリモニー、ゲンチアナ、ゴース、チェリープラムなども使います。それぞれ、どのような違いがありますか?

→

Message for Sweet Chestnut type

困難な人生を送り、何度もつらい経験をしている方がいらっしゃるでしょう。どんなに強い人だって深い絶望に陥るときがあります。そんなときはスイート・チェストナットが苦しんでいるあなたに力を与えてくれるでしょう。

Some of us lead troubled lives and face many terrible experiences. Even the strongest people sometimes face dark despair and sweetchestnut will nourish them in those troubled times.

すべてをあきらめ、どうせやっても無駄だと思ってしまうときに

ワイルドローズ [Wild Rose] SECOND 19

バッチ博士が生涯最後に発見したエッセンスです。茎のトゲが犬の牙に似ていることから、
別名ドッグローズとも呼ばれます。実からはビタミンCが豊富なローズヒップオイルが作られ、
イギリスではこのローズヒップのシロップを滋養強壮や風邪予防に飲む習慣があります。

学 名	*Rosa canina*
科 名	バラ科
和 名	カニナバラ
発見場所	イギリス オックスフォード州ソットウェル
発 見 年	1935年3月～8月
使用部位	茎と葉のついた花
製造方法	煮沸法
花の開花時期	6月～7月

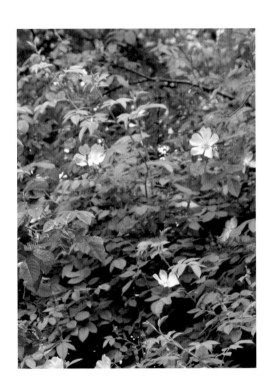

■植物観察

イギリス全域に生育するバラで、丈は3～5mほど。トゲのついた茎を他の植物に絡ませるようにして伸ばし、その先に上向きに花をつけ、たくさんの光を吸収しているようです。葉は深緑で、葉脈がしっかりと見え、1本の茎に5～7枚つきます。花の形はシンプルで、ハート形の花びらが5枚あり、大きく平らに開いています。その姿は他のバラ同様に、愛と美の象徴のよう。しかし、花びらがやわらかすぎるため、すぐに落ちてしまいます。

植 物 観 察 の ポ イ ン ト

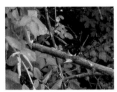

トゲがある
茎

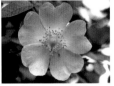

天に向かって咲く
花

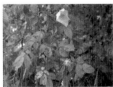

すぐに落ちてしまう
花びら

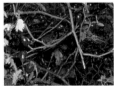

ローズヒップオイルが採れる
実

ワイルドローズタイプの つぶやき	休日は家の中でダラダラとテレビを見て過ごします。出かけるのは面倒だし、別にしたいこともないですから。

 Negative キーワード やる気のなさ

何に対しても無気力、無関心、やる気もありません

完全な無気力状態に陥っています。別に傷心しているわけでも、絶望しているわけでも、不満があるわけでもありません。ただ、自分にも自分の人生にも興味もやる気もなく、もちろんまわりの人にも関心がないのです。「どうせやっても無駄だから」と、行動する前からあきらめ、何に対しても無関心。現状を改善すること、さらに進歩すること、そして人生を楽しむことを、すべて放棄してしまっているように見えます。

Positive キーワード やる気とバイタリティー

やる気とバイタリティーに満ち、人生を楽しみます

やる気、バイタリティー、好奇心にあふれ、充実した人生を送りたいと願っています。ネガティブな状態では無気力・無関心だったワイルドローズタイプも、ポジティブな状態では、自分が感情のある活動的な人間であったことを思い出すことでしょう。そして、自分の身に起きる出来事に興味を持ち、人生に興味を持ち、人と積極的に関わる中に人生の楽しみがあることを実感できるはずです。

ワイルドローズタイプの人を、まわりはどう感じていますか?

☺ 例:何にでも積極的で生き生きしていて、人生を謳歌している感じよね。

☹ 例:いつもまわりの話を無表情な顔で聞いているけれど、何か趣味とかないのかしら。

ワイルドローズのエッセンスを使うと、どんな変化が起きましたか?

例:ダラダラして家に閉じこもっているのももったいないし、何か趣味を持ったほうがいいので、同僚のすすめる習い事を始めることにしました。

○ **Work on Wild Rose**
あなたやあなたの家族がワイルドローズのネガティブな状態になったことはありますか?それには何かきっかけがありましたか?

→

 Message for Wild Rose type

さあ、しっかりして!人生とは生きること 立ち上がって この世に在る愛を 目に映る物すべてに宿る生命力を感じて、自分がすべきことをやってみて!

Come on, Life is for Living. Get up, feel the love there is in life, feel the blood running in your veins and just do what you have to do!

マイエッセンスを
作りましょう

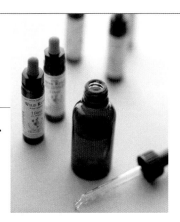

38種類のフラワーエッセンスのプロフィールが理解できたら、
自分だけのオリジナルブレンドを作ってみましょう。
エッセンスの組み合わせ方にルールはありません。
自由な発想と感性で選んで、
マイエッセンスを完成させてください。

Step 1

ブレンドするフラワーエッセンスを選びましょう

ブレンドに必要なフラワーエッセンスを選びます。選び方の基本
は13〜16ページを参考にしてください。1つのブレンドに使う種
類は、6種類までを基準に考えましょう。もし6種類に絞れない
場合は、まず「目的を明確にする」力を引き出すワイルドオートを
使ってみることをおすすめします。右ページに紹介しているニー
ルズヤード レメディーズのブレンドも参考にしてみてください。

Step 2

スポイトつき遮光瓶
に水とブランデーを
入れます

30㎖程度のスポイトつき遮
光瓶を用意します。水3：ブ
ランデー1または水2：ブラン
デー1の割合で、遮光瓶に
水とブランデーを入れます。

Step 3

選んだフラワーエッセンスを入れます

Step2の遮光瓶に、Step1で選んだフラワーエッセンスを、そ
れぞれ2滴ずつ入れます。瓶にはブレンドしたフラワーエッセ
ンスの名前と作った日付を書いてはっておきましょう。

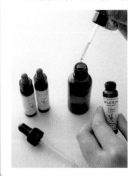
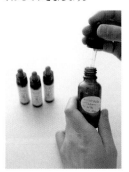

使い方

フラワーエッセンスと同じように
使えます。保存方法も同じように
扱ってください（18ページ参照）。

マイエッセンスでオリジナルミストを作りましょう

自分だけのブレンドでオリジナルミストを作ってみませんか？　空気中にスプレーして使うことで、
フラワーエッセンスの効果が得られます。飲用ではないため、エッセンシャルオイルを加えることもできます。

Step 1
ブレンドする
フラワーエッセンスを
選びましょう

マイエッセンスと同じ方法で、ブレンドするフラワーエッセンスを6種類まで選びます。左ページで作ったマイエッセンスを使用してもOKです。

Step 2
スプレーボトルに水と
ブランデーを入れます

30mℓ程度のスプレーボトルを用意します。中に水2：ブランデー1の割合で、水とブランデーを入れます。ブランデーではなく他のアルコール類でも、無水エタノール（＊）でもOKです。
＊無水エタノールは薬局で購入できます。

Step 3
選んだフラワー
エッセンスを入れます

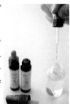

Step2のスプレーボトルに、Step1で選んだフラワーエッセンスを、それぞれ2滴ずつ入れます。

使い方と注意事項

自分のまわりにスプレーして使います。使用期限は2週間を目安にしましょう。無水エタノール、エッセンシャルオイルを使用した場合は、決して飲用しないよう注意してください。

Step 4
好みでエッセンシャル
オイルを入れます

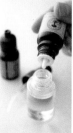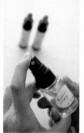

香りをつけたい場合、エッセンシャルオイルの作用をプラスしたい場合は1〜5滴加えます。ボトルにはブレンドしたフラワーエッセンスの名前、エッセンシャルオイルの名前、作った日付を書いてはっておくようにしましょう。

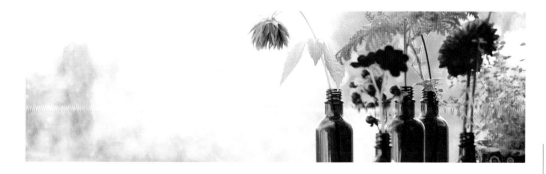

オーストラリアのフラワーエッセンス

この本ではイギリスで作られている
ヒーリングハーブス社の製品を中心に紹介してきましたが、
フラワーエッセンスは世界各地で作られています。
ここではオーストラリアで作られている
ブッシュフラワーエッセンス社の製品について
ご紹介しましょう。

生命力あふれる野生植物から生まれたフラワーエッセンス

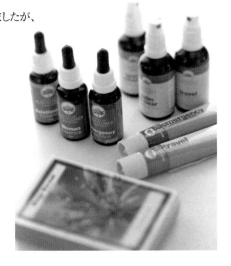

　広い大地を持ち、豊かな自然に恵まれた南半球の国オーストラリア。灼熱の太陽に恵まれ、公害のない未開の土地を豊富に残している反面、土壌の栄養分も降雨量も少ないため、その環境はとても厳しいものです。その過酷な環境の中で育った、生命力あふれる植物を使って作られているのが、ブッシュフラワーエッセンスです。

　鮮やかな色彩を持ち、美しさと力強さを兼ね備えているオーストラリアの植物。そんな植物を用いたブッシュフラワーエッセンスは、植物調査のパイオニアであるイアン・ホワイト氏によって作られています。中には、数千キロも旅してやっと得られる珍しい植物が使われているフラワーエッセンスも少なくありません。

　過酷な土地で育った生命力あふれる植物を使ったブッシュフラワーエッセンスは、作用もパワフル。イギリス・ヒーリングハーブス社の製品に比べ即効性があると感じる人もいます。どちらもフラワーエッセンスですが、同時に使ったりブレンドすることは避け、例えば朝はブッシュフラワーエッセンス社のものを、夜はヒーリングハーブス社のものというように、使い分けることをおすすめします。

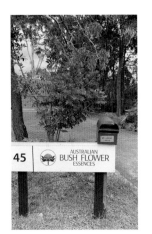

ブッシュフラワーエッセンスミスト（ルームスプレー）

6つの目的別に作られたミストです。フラワーエッセンスにエッセンシャルオイルが加えられているため、心地良い香りがします。ルームスプレーと同じように、自分のまわりや部屋の中にスプレーして使いましょう。

(例)●**スペースクリアリング**(space clearing)
　　環境を浄化するために
　　●**カーム＆クリア**(calm&clear)
　　落ち着いた時間のために
　　●**センシュアリティ**(sensuality)
　　官能的な充実のために

ブッシュフラワーエッセンスクリーム

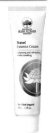

4つの目的別に作られたフラワーエッセンスを配合したクリーム（化粧品）です。さまざまなストレスが原因の肌荒れ防止におすすめ。保湿効果に優れているので、顔・ボディ共に使用できます。

(例)●**ウーマン**(woman)
　　女性の周期的な肌荒れの防止に
　　●**トラベル**(travel)
　　時差や不規則な生活による肌荒れ防止に

レイチェル・カーターの講座から
世界に広がるフラワーエッセンス

植物に触れ、自然を感じるために
大切にされているフィールドワークの授業

　この本は、ニールズヤード スクール オブ ナチュラルメディスンズのフラワーエッセンス応用クラスである「ヒーリングハーブス アドバンスコース」の教材をベースに作られました。この教材は、長年にわたってフラワーエッセンスの研究を続けてきた、この本の監修者でもあるレイチェル・カーターによって編集されたものです。コースの中では、レイチェル自身の撮影による膨大な植物写真を見ながら、フラワーエッセンスを学ぶことが大きな特徴となっています。

　このコースはイギリスでも「LEARNING TO USE BACH FLOWER REMEDIES」という名で開講されており、多くの人々が同じ教材を使って、レイチェル本人からフラワーエッセンスを学んでいます。イギリスでのコースは、バッチ博士がその人生で多くのエッセンスを発見したウェールズを訪ね、実際にエッセンスに使われる植物を見て学ぶ、フィールドワークのクラスがよく行われています。実際にオークの木の大きさを知り、ホワイトチェストナットとレッドチェストナットを見比べ、インパチェンスの香りをかぐことは、フラワーエッセンスを深く理解するうえで、大切な経験になっています。

イギリスから日本、台湾、ブラジルへ
国境を超えて愛されるフラワーエッセンス

　イギリスでレイチェル自身からフラワーエッセンスを学び、その素晴らしさを自国に戻って伝えようとする人が増え、その輪が日本や台湾、ブラジルにまで大きく広がっています。イギリスで生まれたフラワーエッセンスは、日本、台湾そしてブラジルと、異なる環境の中でも受け入れられ、健やかに生きていくためのサポート役としてしっかりと根付いているのです。そして、レイチェル自身も世界各地を訪ね、フラワーエッセンスだけでなく、豊かな生活を送るための自然療法について伝える機会を、積極的にもうけています。

　フラワーエッセンスを学ぶことは、植物の知識のみを蓄えたり、何かを暗記することではありません。フラワーエッセンスをひとつのツールとして用い、自分を見つめ直したり他人を理解すること、そしてよりハッピーになること。それがフラワーエッセンスを学ぶ楽しさであり、コースディレクターであるレイチェル・カーターの願いでもあります。

＊ニールズヤード スクール オブ ナチュラルメディスンズのフラワーエッセンスのコースを次ページで紹介しています。

イギリスのウェールズで行われている
フィールドワークの授業風景

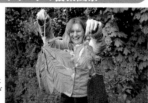

大きい葉がホワイトチェストナット、小さい葉がレッドチェストナット

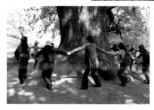

10人以上が手をつないで囲めるほど大きいオークの木

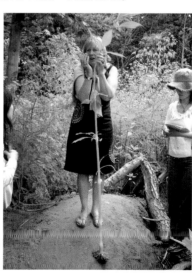

背の高いインパチェンスについて解説するレイチェル・カーター

写真提供／ニールズヤード レメディーズ

ホリスティックスクール ニールズヤード レメディーズで学ぶ
フラワーエッセンス講座

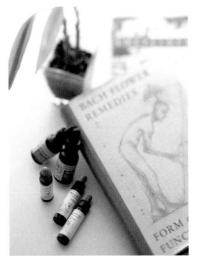

ニールズヤード レメディーズでは、
1981年の設立以来、あらゆる人々に自然療法を
日常生活に取り入れていただくことを目的に、
それに関する製品を取り扱ってきました。
それと同時に、自然療法を実践するための教育や
出版などの啓もう活動も行っています。
その基本理念を受け継ぎ、
多岐にわたる自然療法のクラスを開講しているのが、
ホリスティックスクール ニールズヤード レメディーズです。
フラワーエッセンスに関するクラスも
通学とオンラインで開講していますので紹介しましょう。

●フラワーエッセンス基礎
〈オンラインでも開講〉

2時間×4回 or 4時間×2回

フラワーエッセンスを、ヒーリングハーブス社の製品を使って学ぶ講座です。植物のスライド写真やフラワーカードを使用しながら、花の特徴や生態などを観察し、花の持つメッセージを考えながら学習します。フラワーエッセンスの基本的な考え方、製造法、自分に合ったフラワーエッセンスの選択方法など、フラワーエッセンスの基礎を全般的に学ぶことができます。

[4回コースのカリキュラム例]

＊1回目
・フラワーエッセンスとは？
・フラワーエッセンスの作り方
・実習【エッセンスを選んで飲む】

＊2回目
・バッチ博士と健康に対する哲学
・フラワーエッセンスの3つのタイプ
・実習【セカンド19から選ぶ】

＊3回目
・植物の観察とエッセンスの特徴
・ファイブフラワーエッセンスと植物
・実習【スプレーを作る】

＊4回目
・マイレメディー
・ブレンドについて
・実習【ドースボトルを作る】

※オンラインクラスでは実習は行いません。
レメディ1本プレゼント

●フラワーエッセンス応用
〈オンラインでも開講〉

5時間×6回

基礎クラスを受講後、さらに38種のフラワーエッセンスを深く学びたい人のための講座。アロマセラピーなどすでに他の自然療法を学び、トリートメントや講座にフラワーエッセンスを取り入れたい方にも好評です。
講座修了後は、イギリスのコースディレクターより修了証が発行され、プロフェッショナルとしてフラワーエッセンスを活用できます。

[カリキュラム内容]

＊グループディスカッション、ケーススタディー、オリジナルファイル作成などを中心とした、参加型のクラスです。
＊多くのスライドや資料を使い、植物の特徴について視覚的に学習します。
＊観察、考察、復習というスタイルで、バッチ博士が発見した順番に各フラワーエッセンスの理解を深めます。

ホリスティックスクール ニールズヤード レメディーズ
〒150-0001 東京都渋谷区神宮前5-1-8 グリーンスクエア https://www.nealsyard.co.jp

おわりに…

　フラワーエッセンスを知り学ぶことは、エッセンスを通じて周囲の人に対する理解を深めることにつながります。同時に、自分自身の感情について客観的に省みる機会を与えてくれることでしょう。そして必然として、自らの過去とそれらを経てきた現在の姿、そこから未来の変化の道程を照らし出すことになります。

　その過程は楽しくわくわくすることもあれば、ときにはつらい気持ちになるかもしれません。しかしそれは、植物が一生を通じて姿を変化させ、また環境に合わせて長い年月を通じて自らの生き方を変え、生き延びてきた姿に重ねられます。

　フラワーエッセンスを生み出したイギリスは、植物を愛し、環境保護に力を注ぎ、伝統を重んじる国。そして斬新さをも生み出す国として知られています。この国に住む人々はおおらかに、ときに絶妙に、バランスを保ちながら異国籍の隣人と暮らしをともにしています。フラワーエッセンスを発見したバッチ博士が生きた50年間は、そんなイギリスという国の変化の波動を、博士自身の感情を通じてエッセンスに映し出しているようにも見えます。そして、今日に生きる私達は、突然目の前に現れる変化の節目にどんな感情に左右され、それを乗り越えていくのでしょうか。

　ロンドンのレイチェル・カーターが植えたというセラトーの花を見たときに「戸惑うこともあるけれど、お互いの直感を信じて進んでいきましょう」というメッセージを感じたことがあります。どんな不安の中にも、希望を見出すことができる、そんなポジティブな気持ちにさせてくれる、それがフラワーエッセンスのもつ力なのではないでしょうか。

　過去には、フラワーエッセンスはいつか心の成長とともに必要がなくなるのでは、と思っていた時期がありました。しかし、変化したい気持ちがある限り、葛藤や感情が生まれます。そしてエッセンスを手に、ため息をついたり心を弾ませたりしながら、また歩を進める。その連続が生きる幸せなのだと思うようになりました。この本を読み終えた皆さんには「それぞれの人生が楽しいことばかりじゃないけれど、エッセンスを支えにうまくやっていけるかもしれない」そう思っていただければ幸いです。

　最後に、辛抱強く見守り応援してくださったたくさんの方々にこの場を借りてお礼を申し上げます。

ホリスティックスクール ニールズヤード レメディーズ

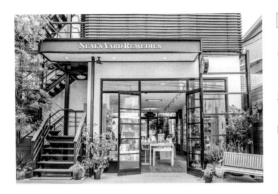

監修 ホリスティックスクール
ニールズヤード レメディーズ

〒150-0001　東京都渋谷区神宮前 5-1-8　グリーンスクエア

株式会社 ニールズヤード レメディーズ

〒107-0061　東京都港区北青山 2-12-16　吉川ビル 11F
https://www.nealsyard.co.jp

〈参考文献〉
「Dr.バッチのヒーリング・ハーブス」ジュリアン&マーティーン バーナード著 (BABジャパン出版局)
「エドワード・バッチ心を癒す花の療法」ノラ・ウィークス著 (中央アート出版社)
「フラワー療法事典」アン・マッキンタイア著 (産調出版)
「オーストラリア・ブッシュ・フラワーエッセンス」イアン・ホワイト著 (フレグランスジャーナル社)

※掲載の商品情報は2007年12月現在のものです。

本書の内容に関するお問い合わせは、お手紙かメール(jitsuyou@kawade.co.jp)にて承り
ます。恐縮ですが、お電話でのお問い合わせはご遠慮くださいますようお願いいたします。

植物写真撮影● レイチェル・カーター

デザイン ● 小谷田一美
撮　　影 ● 安田　裕
取材・文 ● 川原好恵
校　　正 ● 三井春樹
企画・編集 ● 成田すず江 (株式会社テンカウント)

ニールズヤード式
フラワーエッセンスLesson

2007年12月30日　初版発行
2021年11月20日　新装版初版印刷
2021年11月30日　新装版初版発行

監　　修　ホリスティックスクール ニールズヤード レメディーズ
発 行 者　小野寺優
発 行 所　株式会社河出書房新社
　　　　　〒151-0051　東京都渋谷区千駄ヶ谷2-32-2
　　　　　電話　03(3404)1201(営業)
　　　　　　　　03(3404)8611(編集)
　　　　　https://www.kawade.co.jp/

印刷・製本　凸版印刷株式会社

Printed in Japan
ISBN978-4-309-28936-6